U0005180

50歲，
怎樣生活最健康
【增訂版】

莊淑旂博士的長壽養生智慧

莊靜芬 醫師 —— 著

晨星出版

CONTENTS

Part 1　母親莊淑旂博士不會做的事

Part 2　高齡卻不老，怎麼做到的？

Part 3 愈測愈健康：日常健康指數大檢測

Part 4 與身上的病痛共處──天天都有好心情！

Part 5 愈活愈精采

Part 6　這樣吃讓你無毒長青！

讓母親種下的養生花朵遍開大地

　　這本書從去年二○一四年就開始整理，一開始是想要寫下母親莊淑旂博士從小教會我的許多養生概念，其中也有不少我和母親相處的情況，是記錄也是想和大家分享。我從年輕開始就實行母親的養生法，到現在健康且快樂的晉身為銀髮族，這本書就像是我在母親多年教導下，呈現給母親的學習報告書，遺憾的是，就在報告書即將完成的前一刻，母親卻離我而去。

　　母親在睡夢中安詳離世，正是許多人夢寐以求的壽終正寢，也是她一貫的主張——含笑而終，母親可以如此平靜、安詳的離開，就在於她多年堅持的健康理念與方法，不管環境對於她推行養生法是否有利，她依然不會被劣勢左右，不曾稍有猶疑，更不用談要她放棄畢生的追求，不為名不為利，只為了她心中那片無醫的樂土，我的母親就是這麼地認真、嚴謹、無私、堅持到底。

　　在這裡分享一件對很多人來說是非常不可思議的事情，在我記憶中，我從來沒有看過母親打瞌睡的模樣，即使是我自己，偶爾也會精神不濟、昏昏欲睡，忍不住瞌睡蟲上身，可是母親總是精神飽滿、兩眼有神，因為她自我要求很嚴格，對身體狀況的覺察十分敏銳，稍微感到疲累就會做做簡單的體操、按摩、排氣、休息，所以她不會讓疲累留在體內，也不會漠視身體的訊息，在疲累堆積之前就先消除，這也是預防醫學的理想境界。

　　我不算是母親教導下最認真、最努力的學生，也不像母親那麼嚴格要求自己，即使如此，每次出門在外我都會聽到不少讚美聲，稱讚

我皮膚好、氣色佳、精神足、體力充沛等等，尤其是步入銀髮之年後更是如此。每每聽到這些稱讚，心中總是十分喜悅，這都是母親給的一切，這麼好又有系統的養生方法，應該散播出去，讓我學習母親的腳步，再付出我所學盡力幫助別人，這是無形的力量，而文字就是其中的一個方式。

寫這本書的時候，我已是資深銀髮族，同時照顧著高齡的母親，尤其當我決定退休後，陪伴母親的時間更長，我們母女兩人常常對坐喝茶、吃甜點，與母親也有更多的機會閒話家常，彷彿又回到童年的時光，這對年過七十（當時的年紀）的我來說是何其有幸！所以，在書中內容談的雖然是如何照顧自己，也有不少是關於如何照顧家中的長者。因為和母親最後相處的時光裡，我有時是回到五十歲時，被母親照顧叮嚀的小女兒，有時又跨越了二十個年度，我已白髮，幸福的陪伴、照顧著母親，因此偶爾也記錄下年過七十的我，照顧九十多歲母親的一些生活點滴，或是從我的高齡患者中所得到的臨床經驗。

因為是從自身生活細細談起，我希望閱讀這本書的人能夠很輕易地進入養生世界，在理解後更認同母親和我的要求與理念，再進一步實踐在生活上，包括自己、父母、子女，真正幫助到每一位準高齡者或高齡者，而每一位照顧者或是被照顧者，都可以知道怎麼做更貼切、更簡單，也更有效率。

如果是已經步入銀髮的讀者，千萬不要讓自己受限在年齡這件事，先要不知老，沒感覺到自己老，才能有無限可能，只要開始做就

不嫌晚；而尚未步入銀髮的讀者，自己先學起來，用高齡的養生智慧來照顧長輩，同時也在儲備自己的老年資本。

當我們習慣書中的生活方式，心態就會愈來愈年輕，不容易老得快，在照顧好自己的同時，也要對家人、朋友奉獻一點時間和腦力，用心去觀察與對待，漸漸地影響身邊的人也開始照顧自己、照顧其他親人與朋友。就像是向水中投石激起的水花，一點一點往外擴散，若人人學得莊淑旂博士的養生方法，人人都可以是莊淑旂博士的傳人，帶著母親莊博士智慧的養生種子，撒向各地，期盼有一天，由母親始創的養生花朵能遍開大地，一直延續下去，像風車轉動，生生不息。

雖然很遺憾，沒來得及讓母親看到本書的出版，但也讓這本書顯得更有意義，對我而言，這本書是我對母親的思念與感恩，也像是母親仍在身邊叮嚀，未曾遠離一樣。最後送給各位一句母親常說的養生箴言：

「最好的醫師是自己，最好的醫院是廚房，最好的藥物是食物，最好的療效是時間。」

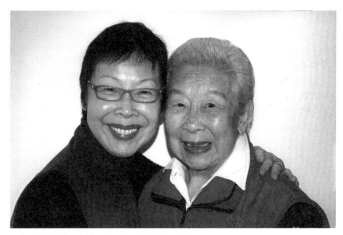

↑難得能擁著忙碌的母親開心合照。

而我再加上一句：

「最好的營養是均衡，最好的運動是走路，最好的禮物是健康。而，健康是走出來的，病是吃出來的，氣是比出來的，煩惱是想出來的。」

所以，拿到此書別想太多，不管年齡，馬上開始照著做，就一定能愈活愈健康、精采！

時間過得好快，這本書第一版上市至今已過了八個年度，要出版增訂版了。在校訂過程中，每一句叮嚀至今仍然可以產生長壽養生的智慧，我略增了我正在做的馬拉松運動紀錄，和大家分享健康的樂事！

莊靜芬

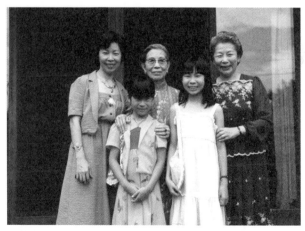

↑與外婆（後排中）、母親、小女兒郭沄蓁（前排左）、大女兒郭庭蓁合影。

讓母親種下的養生花朵遍開大地

八十歲開始養生也絕不嫌晚

在我八十歲的時候，因為扁桃腺癌接受化療與電療，瘦了八公斤，整個人幾乎是皮包骨，當時西醫跟我說，這一生都不可能再有唾液分泌。沒有唾液的痛苦一般人很難想像，我找了很多醫生都說沒有辦法，後來透過朋友介紹我認識莊淑旂博士，才開始有了轉機。

莊博士聽了我的狀況後，仔細觀察我的一舉一動，臉上的表情、臉形、嘴形，甚至眼睛等等。她說我的眼睛太疲勞，看書不能一次看那麼久，最多三十分鐘就要閉起眼睛休息一下，才可以繼續看；她也發現我耳朵前面的肌肉突出，叫我吃東西要慢慢咬，吃出食物的味道才行，她一邊講一邊舉起雙手按摩我的耳下腺，讓它鬆軟，也按摩我的肩胛骨，當時除了很痛，我也沒有什麼特別的感覺，後來莊博士要我去把嘴裡的東西吐出來，我還覺得納悶，唾液都沒有了，有什麼可吐的？

可是，當我走到洗手間對著鏡子時，感覺好像有東西在嘴裡一點一點慢慢地流出，我嚇了一跳，心想怎麼可能，我遍尋醫師都無法治療的毛病，竟然在幾分鐘之內，就能稍稍恢復一點口水往外流的感覺，這讓我非常興奮，之後果然我的唾液分泌就漸漸有所改善，我也從中體會到莊博士的養生之道是如此簡單有效，從此開始每天依照她的提醒和叮嚀，睡好、運動、營養均衡。

九十歲的時候，我身上還多了肺腺癌，但仍然堅持每天做一小時筋骨運動、六十下伏地挺身，雖然帶病養生，一直到現在九十多高齡，我還是抱持著樂觀的態度不放棄，身體狀況也不比六十歲的人

差。我慶幸自己在十多年前認識莊博士，從此開始重視日常生活的養生，恨不能在更年輕的時候就遇見她，或許可因此免於受兩個癌症之苦。

　　二〇一五年莊淑旂博士安然離世，我心中滿滿的不捨，莊博士畢生奉獻於防癌研究、預防醫療與日常養生的推廣，受到幫助的人不計其數，我也是深受其惠，正好莊博士之女莊靜芬醫師撰寫完成《50歲，怎樣生活最健康》，其中記錄莊淑旂博士和莊靜芬醫師對高齡養生的看法和建議，我欣然推薦。莊博士是台灣的瑰寶，她的養生智慧值得讓更多人學習，我八十歲時有幸得到莊博士親身指導，至今仍然受用，還能對抗癌症，如果能從五十歲就開始，一定受益更多，希望這本書讓更多人習得莊博士的養生之道，莊博士的養生智慧若是能普及台灣，那就是台灣人的大福氣了！

前自由時報榮譽董事長

吳阿明

時尚魔女和無齡紳士的養生秘笈

　　莊靜芬醫師是台灣國寶級人物——莊淑旂博士的愛女，也是我二十多年來的好友。莊醫師過去曾出過多本暢銷書，如《怎樣吃得健康睡得好》、《莊靜芬陪妳坐月子》、《莊靜芬教你吃出優質好睡眠》等，去年她決定退休，現在完成這本新書《50歲，怎樣生活最健康：莊淑旂博士的長壽養生智慧》，真的是時尚魔女和無齡紳士的養生秘笈。

　　莊醫師在五十歲忙碌時，有母親莊博士的照顧，讓她遠離銀髮族常見的病痛，依然能保養得當，即使過了七十歲還能經常收到皮膚好、氣色好、精神好的各種讚美，其中訣竅，莊醫師都毫不保留公開揭露。我的建議是五十歲以上的熟齡族，以及五十歲以下的青壯族群，都能人手一本，及早改善不正常的飲食生活習慣，享受樂活又健康的人生。

　　年過五十歲，已經不年輕了，體力、免疫系統等各種功能正在逐漸下降中，腸胃障礙、視力退化、記憶力衰退等病症也悄悄到來。莊醫師告訴你很多莊博士日常生活中不會做以及會做的事，也提供不少「不帶著脹氣入眠」、「今天疲勞今天消除」等有效的生活自省療方，很值得大家參考。

　　莊醫師是小兒科醫師，加上長年傳承母親莊博士的中醫理念，把廚房當作食療實驗室，自製針對不同體型和病症的養身食譜。她認為對活動力大不如前的高齡者來說，手腦並用實作料理是最佳的活動。國內食安問題尚未完全解決，高齡者可以使用這些食譜，從採買、洗

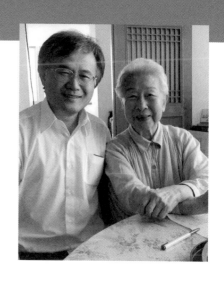

➡ **2009** 年莊博士與江文章教授於
天母家中。

選食材、切、挖、醃、炒、蒸，
一步一步慢慢做，動手的同時也
訓練腦力，不失為預防老年失智
的良方。

　　除了莊醫師家人之外，認識莊博士最久的應該是我，受莊博士照
顧最多的也是我，莊博士是我的救命恩人。一九七三年我在日本東京
大學留學時，喝了莊博士的決明子茶，居然治好了在台多年不癒的慢
性結膜炎。一九八八年莊博士由日返台創立青峰社會福利基金會，找
我一起推廣種植特殊品種薏苡與食物預防醫學理念，並研發薏仁保健
食品。當時我在台大服務，未滿四十歲，幾乎天天熬夜，莊博士告誡
我：「熬夜是慢性自殺！」三年後，我急性肺炎發作，幾乎沒命；其
後兩年內第三次肺炎，這才乖乖遵循本書中寫的早睡早起、細嚼慢
嚥、要活動、今天疲勞今天消除等無毒健康生活方式，終獲改善。以
上是我的切身體驗，所以，我才說這本書，五十歲以下的青壯族群也
一定要看。

台灣大學食品科技研究所名譽教授
台灣保健食品學會創會理事長

江文章

中醫養生生活化的實踐家、教育家和推廣者

二〇一五年清明節前夕接到前輩莊靜芬醫師電話，得知要出一本五十歲銀髮族自我健康管理的養生專書，晚輩我很榮幸被邀請為書寫序，當下覺得自己輩分不夠怕有負所託，但莊醫師一席話「多年來，你接受媽媽（莊淑旂博士）的飲食和生活調理，使偏差的身體恢復健康，且受到莊博士行醫救人的理念影響，轉行中醫，將其養生理論融於醫療中，從患者到醫師的雙重角色，最適合為推廣莊博士健康理論寫序」，二十多年來莊博士叮嚀猶如在耳，如今莊醫師整理她自己和莊博士大半輩子行醫經驗，結合中西醫養生智慧結晶，讓更多人有方法可以依循，受惠國人，乃誠惶誠恐接下寫序的邀請。

回想二十多年前的我受失眠、胃脹氣和感冒等問題所擾，莊博士教我健康生活和飲食，學習買菜和煮飯，飯前必先平躺休息與經絡按摩，腹部纏綁布巾，遵守「早餐吃好、中午吃飽、晚餐吃少」，力行「今日疲勞，今日消除」等原則，自律神經恢復和諧，睡覺品質自然好。清晨五點起床，跟著博士上陽明山運動、赤腳踏地做防癌宇宙操、泡溫泉、享用豐盛早餐，讓身心得到大自然能量充電。

持續一年後體質有極大改善，感冒很少再發生，睡眠品質與精神變好，胃口差、胃下垂和脹氣問題都不藥而癒，讓我體會到不吃藥的自我健康管理之神奇魔力，也在多年後將此套養生方法廣泛應用於臨床。

今年莊博士於立春時節辭世，就如同她所推動的「含笑而歸」，但卻讓晚輩我心中非常不捨和無限思念，回顧博士的一生，捨棄當醫

師賺大錢的機會，選擇一條錢少事多的防癌養生推廣工作，是一位預防醫學的先驅，如中醫典籍《內經》所述「上工治未病」。

這些養生方法看似平凡簡單，卻蘊含著中西醫知識和博士一輩子行醫經驗的精華，貴在身體力行，莊博士確實做到《內經》：「上古之人，其知道者，法於陰陽，和於術數，食飲有節，起居有常，不妄作勞，故能形與神俱，而盡終其天年，度百歲乃去。」著實是一位中醫養生生活化的實踐家、教育家和推廣者。

年過五十後，身體機能會隨之衰退，加上台灣正邁入「高齡社會」，此時自我健康管理更顯重要。人生不能重來，但追求健康永不嫌晚，面對年老別煩惱，樂觀和正向思考，根據此書身體力行自我健康管理，從日常生活做起，失衡身體漸漸會回歸到健康的生命原貌。

最後，感謝莊醫師集結整理《50歲，怎樣生活最健康》分享給大眾，希望讀者們藉由此書可以重拾健康，愈活愈精采。

再度向我的醫學啟蒙老師莊博士致上十二萬分感謝，感謝多年來的教導，除了受惠於我，更幫助許多人，獻上我無限的思念。

中國醫藥大學中醫醫學博士
台南市立醫院中醫科主任
台中榮民總醫院中醫科兼任主治醫師

張炯宏

慈母心，一世情

　　莊淑旂博士和家母是從日據時代在迪化街就認識的鄰居，隨著彼此人生際遇的不同而各奔東西，直到民國八十二年我罹患淋巴癌，完成手術與放射性西醫治療後，為了我後續的健康，大家才又重逢。

　　按著莊博士的建議，我改善晚睡忙碌的生活作息，學習並每天操練她發明的「防癌宇宙操」直到今日，同時依照莊博士教導回歸自然「日出而作，日入而息」、「今天的疲勞，今天消除」等原則過生活，莊博士幫助我多活了二十三年健康且有品質的生活。

　　家母比莊博士年長七歲，然而這近二十年來莊博士卻像慈母般關心和照顧家母與我，在家母於二○○九年以高壽九十七歲辭世之前，飽受莊博士愛的關照，讓我們整個家族都充滿無以言喻的感恩。

　　二十多年來經常親眼看著莊博士與病患或求助者互動，難怪國內外會有那麼多像我們一樣的感恩家族，只要一想起莊博士，就想起「母親」這個角色！這位醫病也醫心的醫生，除了擁有了不得的醫術專業，更具備仁心仁術的醫德，世代中如此榜樣卻也完成她人生的任務，解除了人間勞苦離開我們。

　　太多的不捨，捨不得莊博士的叮嚀與提醒，同時也捨不得她的教導和理念，這麼好且平易近人的養生智慧，除了在她以往的著作與我們的心裡，將來會在哪裡被珍惜而珍藏呢？更遑論實實在在地實踐於眾人之身？

　　欣聞莊博士的女兒莊靜芬醫師即將出書，看到傳來的新書初稿，我忍不住歡喜雀躍，感謝莊醫師把母親的智慧和具體養生的作法，跨

越專業鉅著的艱澀，以大眾看得懂、做得到的方式撰寫下來，我不禁誠心的謝謝兩位莊醫師對大家的用心，這是一份珍貴的禮物，是慈母懸念的愛，是代代相傳的心。

台北・莊博士病患與學生

張瑛宏

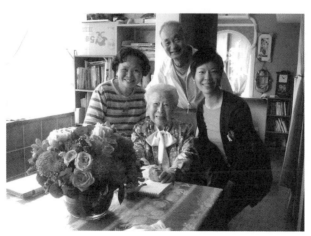

↑ 張瑛宏夫婦（後排兩位）、郭沄蓁（莊靜芬醫師次女，右一）與莊博士合照，攝於 **2012** 年。

五十歲到銀髮，自在、健康、樂活

五十歲時我正處於人生中最忙碌的時刻，因為晚婚，孩子們還年幼，也因為回台執業起步比較晚，所以和現在大部分的人一樣，是非常拼命工作、忙於生活的年紀。

那時的自己，也曾經因為忙碌而忽視自己的健康狀況，總覺得不論想要做什麼都必須加快腳步，不然會來不及，怕還來不及做到自己心中的成就，轉眼就要步入老年。同時，五十歲也要開始面對更年期，這時身體的變化就如同是進入老年的前哨站，一再提醒自己歲月不待人，此時不抓住機會拚搏更待何時？

相信很多人和我一樣，五十歲時努力拼命，想證明自己，同時又必須兼顧家人。上有老要照顧，小孩又尚未獨立成年，根本沒時間想太多，尤其是自己。在這種多重壓力與自我要求的情況下，容易蠟燭兩頭燒，忽略了自己的健康，等停下來的時候，才發現身體已經過度耗損。

但我比其他人幸運太多了，在我五十歲忙得團團轉的時刻，母親莊淑旂博士就在我身邊。當時她七十多歲，卻比任何人都有精神，不需要我擔心，反而是她每天仔細的提醒，我就像是仍年幼的孩子一般，被她叮嚀著、照顧著，拉我和她一起運動，當時因為忙著向前衝而忽略很多事，也因為有母親在身邊，在五十歲忙碌時依然能保養得當，即使過了七十歲還是能經常收到皮膚好、氣色佳等各種讚美，當一個精神奕奕、生活充滿能量的銀髮族。

二〇一三年台灣十大死因，癌症依然高居榜首，但是其他榜上有

名的心臟病、糖尿病、高血壓等慢性疾病死亡人數總計，竟然有三成多已超過癌症死因，這些疾病很多都和體內新陳代謝有關，自然也和個人日常飲食、生活方式息息相關。我五十歲時，有母親莊博士的照顧，讓我遠離銀髮族常見的病痛，現在我把這些親身實踐的健康心得和大家分享，讓每個人都能與我一樣，得到莊博士的照顧，從五十歲到銀髮，大家都自在、樂活又健康，

這必然是我母親她最喜悅的事。

Part

1

母親莊淑旂博士
不會做的事

「平常養生如果做得好，一百歲骨頭還會長回來。」這是母親在九十三歲高齡骨折，卻能再生接合，免去一場手術之苦後，心有所感而說出的話。

　　每年一定要出去走走看看，是我多年的習慣，如果抽不出空出國，也會安排國內旅遊，讓身心都放鬆一下。那年夏天，我陪著九十三歲的母親例行出國旅行，只是這次在法國的浪漫旅途中，母親不慎跌倒骨折，因為如此，我們緊急中止行程，馬上回到台北就醫。

　　診療的醫生因為母親年紀太大，表示需要仔細觀察評估，才能決定是不是要開刀，或是用其他的方式治療。結果，令人驚嘆的是，就在觀察期間，母親骨折的地方已自行接合，而且沒有骨質疏鬆的現象，醫生們認為這是奇蹟，然而我們都很清楚，這其實是母親長年養生的自然結果。所以母親以自身的經歷，說出了「平常養生如果做得好，一百歲骨頭還會長回來。」這句話。

　　要談高齡的養生智慧，就不能不先從母親莊淑旂博士畢生推廣的健康理念談起，母親不只是理論家，更是一個實踐家，她以自己多年的生活所得身體力行，驗證自己的理念與方法。骨折神奇的恢復是一個例證，光滑紅潤的臉龐，精神奕奕的姿態，在在都顯示她這位高齡者長年的養生成果。談及五十歲之後的健康生活，想要愈老愈有活力，就得先從「母親絕不會做，但是現代人卻常犯」的毛病談起。

晚起：錯失抗老良機

　　早晨是頭腦最清醒的時候，也是體內各部位活動力最活躍的時刻，愈早起，就愈可以盡早把體內的廢氣排出去。從我有記憶開始，母親從不曾一日晚起，以她的生活習慣來說，前一晚睡前也一定會有按摩排氣的動作。但是總會有排不乾淨的時候，一早起來，經過好眠休息，體內器官正處於一個充滿活力，能量最旺盛的狀態，在這個時候將體內廢氣排出，絕對是最容易也是最佳的時刻！

　　母親常說「有屁快放」，意思是說就算身體裡有屁、有氣也沒關係，只要排出來就好。因為她習慣早睡早起，前一晚有好好休息，早晨起來，做了簡單的動作之後，體內殘存的廢氣就很容易排出來。她常常形容，早上肚子裡腸胃的變化就像是她體內的鬧鐘，有氣想要排出來，就會叫醒她。

　　因為母親每天起床就開始在床上做運動，拍診、壓診、打呃、排氣，聲響不小，我早上聽到母親起床動作、排氣的聲音，即使不睡在她身旁，也會因為她發出的聲響過大而跟著醒來，剛開始還有點帶著叛逆的心情，不肯好好跟著母親做，只看到母親動作，覺得很誇張，有時還有排氣「劈劈趴趴」的聲音，我就忍不住一直笑一直笑，但不管我是否有照著母親的叮嚀，或自以為得意的反抗著，我還是養成了早起的習慣。

為什麼人需要早起？

母親總是一再強調，因為大自然的規律就是日出而作，日落而息，身為自然的一分子，我們並不是夜行性動物，如果你能仔細感受身體的變化，早上的身體就會喚醒你，要求你，你就會聽肚子的聲音，想要把不必要在體內存留的廢氣或廢物排出，如果前一晚太累或晚睡，早上晚起，匆匆忙忙開始一天的行程，就會沒聽到身體需求的反應，想要排出廢氣、廢物的感覺被忽視與壓抑，這些日後老化或罹癌、致病的因子就囤積在身體裡，日積月累，遲早累積出病痛來。

所以，莊博士一定會早起，聽聽身體所發出的要求，順從生理的自然反應，即刻醒來動一動，排出致病與老化因子。

日本戰國時代最後由德川家康一統天下，在平均壽命五十歲的年代，他活到了七十五歲，也因此讓他嚐到最後勝利的果實。為什麼他在當時那麼惡劣的環境下可以如此長壽？源自於他有獵鷹和吃食簡單的習慣。簡單吃食暫且不談，光就獵鷹這項運動就必須早起，所以他為了要早起運動，就必須早睡；為了早睡，就必須在睡前保持心情平靜，吃食不求華美，生活簡單不奢華。以現在的觀點來看，他是位聰明的政治家，懂得健康管理是一切成功的根本，他早起運動，所以即使到年老時依然精神飽滿，能頭腦清楚的運籌帷幄，最後終得天下。

🍆 莊博士忙碌的晨起時光 PART1

母親晨起像是一場大陣仗，有很多事要做，從還躺在床上睜開眼睛，就開始每日不變的例行工作。

- 床上剛醒來，在床上壓診、觸診、打診、排氣（二十至三十分鐘）。
- 喝溫開水約 200cc。
- 三分鐘快速排便。

50 歲，怎樣生活最健康
【增訂版】

- 排便後坐著休息一下，喝個茶，和家人聊天，聽聽新聞，話家常。茶不用泡很濃，也不用喝太多，一、二小杯就足夠。
- 上山運動。

壓診

❶ 以左手末三指（中指、無名指、小指）指腹按壓，重心在中指。

❷ 按壓的範圍包括肋骨下方、肚臍、肚臍四周、下腹部。

❸ 腹部要放鬆，不要用力。

❹ 壓診後感覺疼痛或不舒服需以打診或觸診進一步確定。

觸診

❶ 拉起衣服，以手背檢測腹部皮膚的溫度。

❷ 脹氣部位的溫度會偏涼。

打診

❶ 左手按壓不適的部分，右手中指曲起，指間幾乎與腹部成直角，輕敲左手中指第一、二節中間。

❷ 若發出較淺似鼓聲的聲音，就表示有脹氣；聲音扎實且一致則沒有脹氣。

排氣操

❶ 單膝向胸部彎曲，同時大口吸氣。

❷ 接著一邊輕輕吐氣，一邊將彎曲的腳還原平放。

❸ 換另一腳重複前面動作。

❹ 最後雙腳一起，重複三到四次。

不運動：
錯失自然的需求

　　「早晨的散步價值千金」，母親一向認為人的精力可以透過和大自然親近，而得到無限力量，尤其是在太陽東升時起床，在大自然中晨走，對陽光與自然萬物充滿深深的謝意，更可以得到無限力量的賜予。

　　在母親年紀大了之後，因為自然老化而有心臟肥大、輕微的高血壓症狀，一動就容易喘，但她反而覺得在這樣的情況下，更應該出門運動，正因為心臟的功能大不如年輕時候，所以更需要氧氣，只有在自然中才能呼吸到新鮮的空氣。

　　母親常說，不要一直只往外看，也就是不要只看事情表象，要用心想，用心去看、去體會，仔細想想自己需要的是什麼、想要的是什麼。而每天在晨起排氣、排便後，身體自然會湧起一股到戶外吸收新鮮空氣的需求和渴望，只要隨時聆聽身體的需要，他就會讓你清楚明白。

　　健康的追求總是環環相扣，像是晚起就不能順利排氣、排便，也因此聽不到身體每天對大自然的渴望。母親起初會催促我們這些孩子和她一起出門運動，可是年輕的我們正是喜歡賴床的年紀，總是意興闌珊，興致不高，久而久之，她只好獨自出門晨走，後來我因為心疼母親，就要求自己陪她一起出門散步。看她每天都在運動，因為這樣精神好，體

50 歲，怎樣生活最健康
【增訂版】

力好，又有那麼多追隨者，而這些追著她腳步的人，身體也都有所改變，久而久之，我因為眼見就更親近，也更能信服母親的主張，最後變成自己堅持每天散步。我母親本身就是一個實踐者，言教、身教讓我和其他人明白領略其中的好處，不是光用嘴巴講講而已。

🥚 親子的晨光運動

雖然母親不會強迫她的孩子們跟著出門晨運，但自從我領略了其中好處之後，反而會比較積極提醒女兒也要重視每天的運動。小女兒現在也會跟著我一起出門，不過因為她年輕，有自己節奏與速度，所以我們只會在清晨一起開車上山，然後以各自的速度散步。她身體的活動力、爆發力較強，速度較快，總是她先行，我慢慢依照自己的節奏散步，看花、看草，和太陽打招呼，等小女兒到預定的目的地之後，再回頭陪我慢慢步行，或是我們約在某個方會合，不會特意為了彼此而調整速度。

🥚 陪長者運動可以這麼做！

我和女兒一起出門一起回家，卻各自運動的模式，是很適合陪伴家中長者運動的方法，對稍有年歲的人來說，有子女陪伴，做任何事都加倍愉快。

如果是需要在身邊陪伴照顧的長者，那就先陪他一起運動，慢慢散步。記得挑選一條有亭子或休息處的路徑，到達安全的地方，長輩可以在此稍作休息，陪伴者再繼續運動，如果休息的地方有三、五人陪伴那更好，可以聊聊天，多與人接觸，同時刺激頭腦、感官。這樣的方式，不只是有親子同行的樂趣，又同時能擁有各自的節奏，年輕

人不需為了配合長輩而運動不足，年長者也不會為了配合子女而運動過量，互相體諒，更能達到運動的效果。

🍆十五分鐘救健康

人活著就要動，尤其是現代人的生活，用腦、用心多過於用體力，母親主張要多運動，多伸展肌肉和筋骨，才能讓頭腦及心真正放鬆，不要總說工作太忙，累了一天不想動，這種因工作勞心導致的疲累，反而更要透過運動來放鬆心緒，才能讓身體不再緊繃。

在快步調忙碌的社會，人常常因為工作壓力，造成身心容易疲憊，每天盲目工作，未能按照大自然律動調息，運動太少而營養太多，導致抗體減少。這樣日積月累的疲勞，就是罹患各種疾病且加速老化的元凶。

如果沒有辦法晨起運動，其他任何時間還是可以多動，做做宇宙操，到戶外走走，適度按摩都好，效果雖然比不上晨起運動，但是總比不動好！母親常常問說一堆理由卻不運動人一句話：「難道連花個十五分鐘，做做防癌宇宙操的時間都沒有嗎？」十五分鐘，是很容易安排出來的時間，重點是你願不願意為了健康撥出這十五分鐘，並且堅持到底？健康還是掌握在自己手裡。

*50*歲，怎樣生活最健康
【增訂版】

防癌宇宙操（簡易版）

宇宙操動作——早餐前進行能增加食慾，讓整天精神愉快，活力充沛；也可以工作休息時間進行，以緩和身心上的壓力反應，消除疲勞。

❶ 準備白布或毛巾一條。

❷ 雙手以肩膀的寬度左右拉開，握住白布。

❸ 將肘伸直，拉開白布高舉在頭上。

❹ 上半身向後拉，收縮下腹，兩腕用力，背部往後伸張。

❺ 保持此一姿勢，用腳尖往前走十二、十三步，要拉緊如弓之上身，緩慢前進。習慣後將步數增加至三十步。

❻ 走完後將手放下，胸部稍微向前傾斜，休息五、六分鐘。如果每天實施此一體操，能完全排出殘留在腹中的氣體。

悲觀沮喪：
消耗青春積蓄

　　快樂是保持健康、排除疲勞的不二法門。母親常說人要心懷感激，感激老天爺賜予的萬物與健康的身體。因為有感恩的心，才會懂得珍惜，進而要求自己正確飲食和作息。母親更希望藉由預防醫學，讓更多人做好自我健康管理，維持身心平衡，就能天天都充滿喜悅的正向能量。而這股令人身心愉悅的能量，不只能讓細胞更年輕，也能讓人遠離老化和疾病。

　　有悲觀傾向的人通常都是想自己的事情居多，習慣以自己的角度和心態去看別人，尤其是年紀愈長，愈容易有既定的成見與想法，總認為自己才是對的、最有遠見，所以就會有很多看不慣或是不耐煩的事，特別是退休後空閒下來，總會忍不住開始埋怨這孩子不長進，那孩子不孝順；老大不聽勸，老二不受教等等，久而久之，生活充滿了怨氣，這樣對高齡者的心臟以及心血管都不是好事。也因為常常生活在不快樂、不滿意、看不順眼的氛圍裡，免疫力容易下降，一旦身體有病痛發生，就會更加地對生活不滿，反覆陷入生氣、生病的惡性循環裡。

　　母親總是全身心投入在她的職志上，我看著她這麼辛苦、勞累，卻仍始終如一的堅持，實在是讓我感到心疼。但她總會很帥氣地說，她一點都不覺得苦，而且也沒時間想那些。母親是職業婦女，更是一

*50*歲，怎樣生活最健康
【增訂版】

個到八、九十歲還掛念著工作的職業婦女，相較於悲觀、沮喪，因為她心中總有更遠大的目標需要時間去完成，所以一些小小的不愉快就會被忘記或是輕鬆以對。就像早年對我們這些孩子的教育，多少總有些讓她看不過去的地方，每每等到夜深人靜，當她開始思考這些問題時，由於已經冷靜下來，通常可以心平氣和的看待，客觀的處理，而不會像很多父母一樣抓狂或胡亂生氣。

人不管年歲多大，都應該要有自己的重心和期望，而這個重心和期望是自己內心所想、所渴望的，不會因他人輕易動搖或改變，並且還可以從中投入全心的專注與快樂，因為知道這件事情只有自己能完成。

🍆 年長者的快樂

即使像我母親這樣有畢生目標的堅強女性，當年紀大了，也一樣會在子女面前叨念一些瑣事，她也會希望子女陪在身邊。我建議家中有長輩的人，在他年紀大了需要照顧時，不妨一起住或住在附近，就近照顧。當然，時下許多家庭因為住在一起，處於一個屋簷下，容易因為生活習慣不同而常常有所摩擦，甚至是不愉快，這種情況下不如就選擇住在附近，每天看望陪伴，可能一起吃個飯，或只是喝個茶，不會彼此干擾，有狀況及需要時也可以就近協助，即使出門相互打個招呼，照會一下，都能讓長者心情愉快，感受到有人關心，而且隨時讓生活充滿小小的驚喜。我最喜歡在陪母親吃飯時，用漂亮的盤子擺放餐點，看起來賞心悅目，她也會很開心，還會不吝稱讚我，我們就能一起在愉快的心情下用餐。

如果無法就近居住，也要多打電話，每天讓長輩聽聽聲音。人年紀大了能做的事情勢必會打折扣，而需有所取捨，他之前可能可以活

動八小時也不會累，現在四小時就覺得疲倦了，漸漸有無力感，力不從心的感覺，怕自己變成沒用的人，一無是處，怕被遺忘，怕被忽視，所以需要更多的關心，需要心靈、情感上的滿足與慰藉。

　　等到自己成為家中長輩時，反過來思考，想要拉近與子女、親友的距離，自己也可以主動打電話聯絡、關心別人，退休後的生活也要有目標，有期待，這樣可以轉移對自己逐漸衰老的注意力，也不會只把重心放在子女身上，當然生活就能充實且快樂。

*50*歲，怎樣生活最健康
【增訂版】

不吃早餐：
錯失一日競爭力

「早起吃豐盛的早餐，才會有競爭力。」這是母親常常叮囑我們的話。

體內各器官在經過一夜的休息與自我修復，在早晨醒來排氣、排便、運動後，早已做好消化吸收營養的準備，就像旭日東升一樣的氣勢，身體也正為了接下來的一天蓄勢待發，所以，為了讓一整天都擁有足夠的動力與能量，頭腦清晰、思路靈活，一頓豐富的早餐是絕對必要的。如果早餐沒有吃飽，就不會有足夠的體力；體力、營養不足，就會影響頭腦的判斷力和思考力，導致處理事情效率不彰，失去競爭力。在母親眼中，早餐就是活力，也就是生活與工作的競爭力。

即使在我們各自有家庭之後，母親有時還會送來她為我們準備好的早餐，量不多，但菜色多樣又營養均衡。在更早的時候，豪華、豐盛的早餐，是母親偶爾用來吸引我們陪她一起運動的手段，她會跟我們說不運動就沒有好吃的早餐，有時是家中準備的華麗餐點（因為很多樣式，看起來就很好吃），有時是運動完到某處吃美味又健康的早餐，現在想來，母親雖然忙碌，卻也為了讓我們更健康，花了不少巧思，用了不少妙法吸引我們。也因為如此，運動成了我長年的習慣，豐富的早餐則是運動後的犒賞，也是一天活力的來源。

🍆 早餐沒有胃口如何解決？

如果早上起來沒有胃口，就要開始思考，是不是昨天太累？或是因為睡晚了？例如前一天晚上有活動，或是早上起晚了、沒有運動，於是胃口不開，覺得肚脹，沒有餓的感覺，也就沒有吃早餐的慾望。這是因為前一天的疲累沒有消除所造成的結果，這時候先不要勉強自己硬塞下不想吃的食物，有時間先做個緩和運動，讓身體慢慢甦醒；也可以花十分鐘泡個澡讓全身血液流通，放鬆情緒，出出汗；不管有什麼事要處理，一定要找出時間做個宇宙操，注意補充水分，將前一天的東西清一清，這樣中午才會有胃口，也不會讓疲勞更加累積。

當然，經過一個晚上和一個早上的時間，又在沒吃早餐的情況下，體力和腦力很有可能撐不到中午。這個時候，為了避免餓過頭，或是體力過度消耗而影響午餐，不妨喝點牛奶、豆漿、麥片、五穀奶或乾炒的堅果，不要吃太多，家裡可以準備一些這類的充飢食物，特別是家中有長者更要隨時補充，不能讓他過餓。過餓對年長者的健康是危險的損傷，對一般人而言，早上過餓就可能會在午餐暴飲暴食，一樣對健康有害。如果時間是可以彈性處理的情況，就乾脆把午餐時間提早，甚至連晚餐也提早，當然晚上就一定要早點休息，隔天更徹底地做排氣動作、晨起運動、好好吃豐盛的早餐，把作息調整過來，才不會再陷入不想吃早餐的不良循環裡。

不過這樣不吃早餐的方式絕對不能成為常態，只能是前一天加班，或是有飯局、比較晚睡或比較疲累的情況下，不得已偶爾為之。

如果你還在上學、上班，與人競爭，為了競爭優勢，你沒有理由不吃早餐；如果你是自己時間的支配者，就更應好好吃早餐，在一日之晨活化體內各臟器，減緩老化。這其實不難，一旦養成習慣就好，就像你不會不刷牙就出門一樣自然。

*50*歲，怎樣生活最健康
【增訂版】

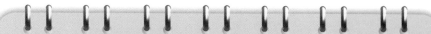 莊博士忙碌的晨起時光 PART2

❶ 戶外散步晨走。

❷ 如果時間充裕就泡個溫泉或回家泡澡。

❸ 躺平休息五至十分鐘。

❹ 慢慢吃早餐。

❺ 餐後喝一小杯茶或咖啡,稍坐一下。

❻ 開始一天的活動。

趴著睡午覺：
危害健康的殺手

　　母親非常反對飯後睡覺，尤其是學校讓學生飯後趴著睡午覺這件事，她曾不只一次在演講、著作中強調，這是嚴重危害學生健康的不良習慣。

　　首先，趴睡對視神經不好，眼部會受壓迫；眼球血液循環不好，造成眼壓升高，眼睛容易充血，進而影響視力，高度近視者更要特別注意（台灣學生視力不良情況嚴重也可能與此習慣有關）；再者，吃完飯後血液集中在胃部，但腦部仍在同步活動，只是血流量較少，如果此時趴著睡，會導致頭部血液循環更不順暢，睡也睡不好，起來後反而會頭重重的，甚至引起頭痛、倦怠等症狀；最後，一吃飽就趴著睡會讓肚子因為受壓迫而消化不良，容易脹氣，長期下來，還會造成背部和頸部痠痛、眼睛疲勞、聽力變差、鼻子過敏性打噴嚏，學習的吸收力、記憶力與判斷力下降。正因為飯後趴睡的壞處這麼多，所以她認為午餐後趴著睡午覺這件事不只是學童的健康殺手，也是成人的健康大敵。

　　飯後趴睡，甚至是飯後睡覺，對任何人的消化系統與營養吸收都有非常不好的影響。為了消化剛吃進肚子裡的食物，血液正集中在胃部，努力地分解、消化、吸收，這時候腦跟胃的血液比例不同於一般時刻，腦部處於比較缺氧的狀態，容易昏睡是正常的，可是如果這個

*50*歲，怎樣生活最健康
【增訂版】

時候順著感覺睡著，胃中的食物消化不完全，不管是坐著睡、躺著睡，都一樣會頭昏腦脹、肚子脹，結果反而使身體更累。

飯前休息好過飯後睡覺

不只是午餐，如果在三餐之前能先找個地方躺平，讓身體器官放鬆，休息一下再吃飯是最理想的狀態。每天三餐如此，只要小瞇五到十分鐘，就算是睡著，也只要幾分鐘就夠了，休息時間長度要視個人疲勞狀況而定，如果年長者體力較不佳時，小睡二十到三十分鐘再起來用餐也可以。而且，每天三次飯前躺平，可以讓經常處於直立狀態的脊椎好好休息，這樣也比較不會有脊椎側彎。

飯後能做什麼？

飯前躺平，飯後可以進行接下來的活動（早餐、午餐後），或是出門散散步（晚餐後）。因為飯前已小憩、休息過，所以飯後就不會想睡覺。母親會在飯前躺平休息，等我們叫她吃飯，飯後就是精神飽滿的樣子，她會在飯後喝個茶，有時一邊和我們聊聊天，或是看一下電視。印象中我從沒看過母親打瞌睡，因為對她來說，多年的習慣已經養成，對自己的身體狀況也非常了解，所以她可以做到身體累了就小睡一下，想睡就睡，從不帶著疲累的身體吃飯，飯後也就從來未出現昏睡的情況。這是她早已行之多年的作息，就像生物時鐘一樣，完全跟著身體的節奏走就對了。而我也受到母親的影響，會在餐前睡覺，吃飽就可以做自己想做的事情，這已是生活規律累積下來的習慣，也是必須要養成的良好習慣。

愛吃零食：
非天然零食傷身

　　如果非正餐以外的食物都算零食，那母親其實是有吃零食的習慣；但如果以嚴格的界定，零食指的是外面坊間摻有非天然成分、過鹹、過甜的非正餐食物，尤其是年輕人喜歡吃的洋芋片、薯條等高鹽高油脂零食，那母親是從來不吃的。

　　母親因為喜歡喝茶，所以喜歡在喝茶的時候搭配一些茶食，特別是甜食，因為甜食具有短暫性提神及安撫情緒的作用，加上她個人的偏好，對她而言，喝茶時吃個甜點，是一種精神犒賞，是讓自己放鬆的中場休息。她習慣自製健康的零食甜點，不會買非天然添加的零食，最喜歡的是以下要介紹的這道紅豆甜點。

🍆 紅豆甜點

　　材料：紅豆半斤、等量的水、糖 200 公克
　　作法：
　　❶ 紅豆洗淨，加入等量的水浸泡隔夜。
　　❷ 第二天將紅豆先蒸軟，約二小時。
　　❸ 再倒入糖拌勻。
　　❹ 冷卻後放冰箱存放。

雖然母親和我都喜歡甜食，但每次都吃不多。像這款自製的紅豆小點，在想吃時會盛一些放在碟子裡，可能只盛一匙，常常是飯後配茶，或是下午茶時吃一些。母親都吃原始天然的點心，通常自己做的比較多，她自己會蒸或煮些原味原始的食物，可能是甜食、年糕或發糕，有時一次就煮好二、三種以上，交替著吃，例如早上吃小紅豆，下午就吃大紅豆或綠豆。偶爾也會買無添加的花生糖、芝麻糖等解解饞，但絕不吃多。

其實，零食點心不是不能吃，而是看吃些什麼，或是怎麼吃，必須有原則性、有節制的吃。像是她也愛吃包餡的紅豆湯圓和芝麻湯圓，她每次頂多吃個一顆，尤其年紀愈大，消化功能降低，她更堅持只吃一點，像母親如此節制的吃法，根本不用擔心吃了有什麼不好。

高齡者需要適時補充營養

高齡者不能挨餓，適時補充點心零食是絕對有必要的。每次提到這點，母親就會想起日本的白根先生，白根夫婦在我結婚時，代替母親做為女方家長，和母親交情相當深厚，白根先生曾和母親約定活到九十九歲高壽，沒想到，他卻為了做健康檢查空腹過久，不幸在九十六歲辭世，母親認為白根先生可說是變相餓死的，這件事情在她心中留下深深的遺憾，所以對於老年人不能挨餓這件事也就非常重視，總是不厭其煩的一再提醒。想及他們深厚的情誼，母親竟也和白根先生一樣於九十六歲時離世，就像是好朋友約好了一樣，令人不勝感慨，也或許他們此刻正在天上敘舊、暢飲、聊天呢！

高齡者的新陳代謝功能與消化吸收能力不能與青壯年時期相比，由於消化慢、吸收慢、胃口不開，自然吃得不多，所以只能少量多餐，而且要在餐與餐中間補充點心或天然零食，讓高齡者不會因為營

養不足而體力不濟、疲倦，或暈眩無力而容易跌倒，甚或因為過餓而脾氣暴躁。

　　餐與餐之間補充的食物可以比正餐更多變化，可甜、可鹹，重點在於製作與調味的方式是否符合天然的原則，像是母親愛吃的紅豆甜點、糕點、湯圓、蒸地瓜等，還可以煮綠豆湯、五穀粥，或吃蘿蔔糕、堅果類、玉米、蔬果等，只要是天然、好消化的食物都可以攝取，但記得不要吃太多，以免影響正餐。

暴飲暴食：
混亂消化系統

以母親嚴謹的自我健康管理，暴飲暴食對她而言根本就不可能發生，我受到她的影響，早習慣飲食有所節制，也深信懂得節制是健康的起點，無毒生活的開始。

暴飲暴食就像是原本沒什麼車輛的道路，突然湧進大量車潮一樣，結果不是行車速度緩慢，不然就是完全塞車不能動彈。這對一般人的腸胃而言就是一種負擔，更何況是消化力減弱的高齡者。一次吃太多，大量的食物進入胃腸，致使腸胃發生急性擴張現象，容易引起消化吸收功能紊亂。

🍆暴飲暴食百百款

❶ **過累、過餓**：通常會暴飲暴食的人多半是因為過累和過餓的結果，所以看到食物就會失去節制。因此規律的三餐飲食與作息很重要，不要讓自己太勞累或太餓，如此可避免一次吃太多的衝動。

❷ **喜歡吃**：還有一種情況是遇到自己喜歡吃的食物，一不小心無法克制也會吃太多。母親對待自己喜歡吃或特別想吃的食物，就會「分張」（台語），也就是分享，她會把喜歡吃的東西分給大家

一起吃，讓許多人都能吃到她覺得美味的食物。因為她懂得分享，也早已習慣這麼做，那種想吃、不小心就吃太多的情況就能輕易化解掉。同時也因為和親友分享自己所愛，不只口慾得到滿足，連心靈上也十分富足。

❸ **偏食**：還有一種就是嚴重偏食引起的暴飲暴食。喜歡吃的食物上桌就盡量吃，不喜歡吃的就一點也不吃，這種不均衡的飲食方式，有時也會變相導致吃太多。這種情況下，最好養成均衡飲食的習慣，不要一樣東西吃很多，即使不喜歡的菜餚，至少也吃個一、二口，盡量吃下多種食物，多樣的飲食可以吃到多種食物的風味，也可以吃到不一樣的營養，對身體比較好。

❹ **情緒不佳**：有人習慣用食物來發洩情緒，愈是生氣或心情低落，就愈想吃東西，由於情緒處於一種不穩定的狀態，一不小心就吃進一堆食物。所以當情緒不佳的時候，可以深呼吸、動動身體，讓頭腦冷靜下來，喝個熱茶或熱飲。喝熱飲因為不能喝快，需要穩穩的拿起溫熱的杯子，輕輕吹涼後才能入口，這些動作都是要緩慢進行不能急躁，才不會燙到；慢慢喝，不要拿食物當出氣筒，愈氣愈隨便吃，這是對身體的二重傷害，透過喝熱飲動作，把一切思緒放慢，也可以讓心情平靜下來。

　　不管暴飲暴食的原因為何，飲食七分飽，對身體比較不會造成負擔，還有母親常常強調的「細嚼慢嚥」也可以改善暴飲暴食的習慣，因為慢慢吃，食物經過充分咀嚼後比較不傷腸胃，也因為放慢了吃東西的速度，不用等到過量就會有飽足感，當然也就不會有暴飲暴食的現象發生了。

不吃午餐：
腦力空空無以為繼

　　母親是生活非常規律的人，時間到一定吃，我也很少有不吃午餐的時候，偶爾會因為早餐吃太飽或上午活動太少，消耗不多，午餐時沒什麼食慾，這時候我會先喝個茶去油解膩，再吃一些點心、蔬果代替午餐。不管如何對於早餐和午餐，母親總會說不管如何，多少都要吃一點，即使是隨便吃一點都好。當然，對於不能餓肚子的高齡者而言，更是沒有不吃午餐的身體條件的。

　　如果不吃午餐，下午就會容易餓、容易疲勞，而因為熱量與體力不足，腦力也就無法集中，影響思考力。長期不吃午餐甚至可能因為血糖過低，造成腦部活動障礙，而對腦部有所損傷。有些孩子為了買想要的物品，把家裡給的午餐費省下來不吃飯，這是十分要不得的，發育中的大腦尤其需要更多的營養，不吃午餐，下午還要上課，營養不足再加上疲累，不只學習效果不佳，對腦部的發展更可以說是雙重傷害。

　　而上班族不吃午餐又何嘗不會降低了下午的工作效率？即使一次、二次沒感覺，可能是因為年輕，也可能是因為之前健康情況還不錯，但長久下來，加上不吃午餐結果很可能導致晚餐吃的量倍增，如此不只變成前面所說的暴飲暴食現象，嚴重傷害消化系統，更會因為晚餐吃太多而影響睡眠，讓體內更容易累積廢氣，埋下早衰、老年病

提早，甚至是致癌的病因。

如果真的忙到過了午餐時間還沒吃，可以在下午一有空閒時，就吃個好消化的粥或點心。即使沒有時間，吃個簡便的點心，像是包子或喝個豆漿、牛奶、麥片都可以，先墊墊肚子；晚餐再提早吃，吃一些容易消化的食物。但這種情形也只能偶爾為之，不可以成為常態，因為作息亂了，身體容易勞累。在這種勞累的情況下更應該要早點睡，把作息調整回來，記得第二天一定要早起運動調適，並務必恢復正常三餐。

🍆中午不吃可以減肥？

有些人以不吃午餐做為減肥的方法，其實是十分不明智的作法，因為中午不吃，晚餐容易吃多，如果連晚餐也吃很少，則可能會造成營養失調，這樣的減肥方法，很容易效果不彰又賠了健康。所以，如果一定要少吃一餐，晚餐不吃或吃少一點是比較理想的方法，因為母親原本就主張晚餐愈簡單愈好，能不吃更好。不過，我個人認為，除非你和莊博士一樣九點就睡，不然晚餐還是要多少吃一些，以免又忍不住吃宵夜。還有，吃東西時盡量放慢速度，充分咬嚼後再吞下，也是減肥的好方法，比不吃午餐還有效。

*50*歲，怎樣生活最健康
【增訂版】

吃宵夜：
把疲勞吃進肚子

　　母親是絕對不吃宵夜的。就如同經過一夜休息之後的身體——活力旺盛，消化極佳，早餐適合吃得營養又豐富；在活動了一整天後，身體已十分疲累，晚餐理所當然應愈簡單愈好，母親甚至主張不吃更好，所以吃宵夜這件事根本就不列入考慮。

　　過於豐盛的晚餐與吃宵夜的習慣，其實是讓體內消化系統無法休息、必須過勞工作的罪魁禍首。母親主張睡前三小時不吃任何東西，連喝飲料也要節制，這樣才能讓胃完全清空，控制消化吸收的神經也才能真正休息，如此一來，不只睡眠品質自然轉好，因為身體在完全放鬆的情況下，就能進入熟睡好眠的狀態；也因為胃腸在睡前就完成消化吸收工作，胃裡不會殘留未消化的食物，也能減少廢氣囤積的機會。

🍆 怎樣才能改掉吃宵夜的習慣？

❶ **三餐好好按照時間吃**：早餐三份，午餐二份，晚餐一份，掌握好三餐營養的質量，才能支撐一整晚的熱量消耗，不至於等不到睡覺就肚子餓，而忍不住就會吃宵夜。

❷ **早早睡**：睡前三小時不要吃東西，因此最好十點、十一點就睡，

剛好吃完晚餐大約三、四個小時，不太容易有餓的感覺。千萬不要熬夜，熬夜容易肚子餓。

❸ **找事做或做運動**：有事情投入注意力，就不容易感到肚子餓，也可以為了助眠，做一些和緩的體操與按摩、泡腳、看看書、聽音樂等，就不會一直想吃宵夜。

❹ **小酌解饞，聊天分散注意力**：偶爾母親會在睡前和我們小酌一下，聊聊近況，東扯西扯，聊到八、九點時，母親就會準備睡覺。想吃宵夜時，喝點小酒是不錯的選擇，可以解饞兼助眠。我們通常會喝清酒或啤酒，在天氣比較涼的時候，用熱水浸泡啤酒罐到溫熱，二人共飲一罐。在極少的時候，我們甚至會配上非常少量的點心，像是低鹽的海苔片，或是干貝絲、沙拉、起司等。這些小點只是吃個氣氛、味道而已，吃得不多。像我們最常吃的小海苔片，每次捏約一公分大小，配酒大家分著吃，一個人吃不到一、二片；至於干貝，先將干貝撕成細絲，一次只吃一點，嚐個味道，總共也不過吃了半顆或一小顆。在我的想法裡，無壓力的健康飲食也很重要，像是吃配酒的小點心這件事，只能算是品嚐、解饞，有個味道而已，不用那麼嚴格。

❺ **放輕鬆**：別一直在意「吃宵夜」這件事，真的受不了，可以喝茶、一小杯牛奶，或一小杯酒。就像我前面說的，吃點易消化的食物，少量解解饞也無妨，重點是要避免吃不好消化的食物，或是不小心吃過量。這只能靠你自己有所節制，如果真的忍住沒吃宵夜或是吃得比較少，也給自己拍拍手，然後繼續努力，堅持到底。

熬夜：
干擾器官自我修復

　　如果家中有人想挑燈夜讀，準備考試，母親會毫無商量餘地的直接就把燈關了。她總是叮嚀我們要早睡，要唸書最好也是早上起來唸，早晨空氣好又安靜，頭腦也比較清醒，加上身體已經過一夜休息，學習效果當然比熬夜好。不管是準備考試也罷，趕工作也好，母親總要我們先睡飽再說，在清新的空氣中醒來，儲備一天的活力，頭腦最清醒的時候最適合工作、思考與閱讀。

　　熬夜會讓腦部運作遲緩、判斷力不足，思緒也不穩定，所以母親常說千萬不要在熬夜過後做重大決定，以免因為誤判而犯下錯誤。而且每熬夜一次，就需要很多天才能回復身體狀態，年紀愈長，就需要更多的時間來消除熬夜後所帶來的疲勞。經常性的晚睡晚起及熬夜，更會干擾體內排毒器官的作息時間，因為許多排毒功能，會等到人體進入完全熟睡的狀態中才能正常運作，晚上不睡，就等於斷絕了最佳的排毒機會，也讓體內器官無法順利進行休息與修復。如果持續性地錯過了最佳時機，將嚴重威脅健康，讓致癌率大幅提升，這真的是非常得不償失的行為。

🥄 熬夜過後

現代人熬夜成為常態，一時改不了怎麼辦？熬夜過後要採取緊急措施，至少讓身體在經過一整夜的耗損後，可以得到真正的放鬆，但是千萬不可一而再，再而三，趕快改掉這個壞習慣才是上策。

❶ 先泡個澡解乏（參考第 81 頁「泡澡是輕鬆的投資」）。

❷ 白天趕緊補眠，然後好好規劃工作與作息，改掉熬夜習慣。

❸ 睡飽後到戶外走走或運動，讓頭腦更清晰。

❹ 如果身體許可，找個假日，進行「腹內大掃除」，不讓熬夜累積的疲勞或有害廢物續留在體內。

🥄 腹內大掃除

請先準備好《牛蒡蘿蔔湯》

材料： 白蘿蔔絞汁，每人每公斤體重所需量四十毫升、牛蒡，每人每公斤體重所需量二十公克、鹽漬梅或檸檬

作法：

❶ 白蘿蔔不去皮洗淨，用鹽均勻搓揉，放置五分鐘後以清水洗淨，切塊。

❷ 蘿蔔塊放入果汁機中攪碎，不需加水，去渣後的蘿蔔原汁放入湯鍋備用。

❸ 牛蒡切片放入蘿蔔汁中，大火煮沸後以小火煮二小時。

❹ 牛蒡撈起，待涼後分成七份，未食用的部分冷凍保存。蘿蔔湯則放入保溫容器中保溫。

❺ 體重過重者在飲用前可加少許檸檬或鹽漬梅增加口感。

❶ 在假日的前一天將牛蒡蘿蔔湯煮好。

❷ 假日當天醒來，開始喝蘿蔔湯，不要吃其他食物，依照個人所需的分量，在一天中分次喝完。

❸ 牛蒡的吃法，則是從喝湯日的隔天開始食用，一天一份，可當作配菜。由於牛蒡富含纖維，應慢慢咀嚼，對於腸胃蠕動有很大的幫助。

❹ 要選擇假日進行，因為假日可以減少體力的耗損，不會因斷食而影響工作；而且蘿蔔具有幫助消化、排除體內廢物的強力功效，在喝了蘿蔔汁之後，排氣、排便的次數將會明顯增加，所以選擇假日才不會造成不便。

建議最高食用頻率

❶ **上腹突出者**：一週一次

❷ **下腹突出者**：二週一次

❸ **神經質體型者**：一個月一次

❹ **正常體型**：二個月一次

❺ 高齡者請詢問過醫生後再進行

TIPS

正常體型及上腹突出者，可以將榨汁後的生蘿蔔渣當作沾菜的佐料（可加些檸檬汁調味），另二種體型者則不適合生吃蘿蔔。

Part
2

高齡卻不老，
怎麼做到的？

相較於母親莊淑旂博士不會做的那些損及健康的事，她在日常生活中，為了實踐自己的養生理念，每天要求自己做的事情更多。母親對自己的要求很高，對研究的內容與方法也以十分嚴謹的態度對待。我就不一樣，可能我未曾經歷過她的辛苦，我算是好命，所以年輕時對於她的養生法總有些像是青春期的叛逆心態，知道她在忙什麼，知道她在推廣怎樣的理念，卻也未曾一步一步照著她的要求做，也不覺得年輕的我需要這些。雖然如此，親子教育的真義就在於身教，我即使帶著故意作對的心思，抗議她總是忙於她的職志——讓更多人免於癌症之苦，不想跟著她的方法做，但我還是每天看著她對自己理念的身體力行與堅持，不曾間斷。

年輕的我自以為未曾跟著她的腳步，其實在潛移默化中，我早已將她數十年如一日的生活點滴和叨叨念念牢記在心。再細細回想，當年我在日本新潟讀書時，每天總要早早起床，沿著日本海，走過海灘和森林到學校，路程不短，到學校時已全身出汗，而且饑腸轆轆。當時是窮學生，到學校吃的早餐就是兩大碗白飯、兩顆蛋，淋點醬油和海苔，再加上一碗味噌湯，唯一的蛋白質就是那兩顆蛋，因為運動過後，吃起來特別香，這不就是母親每天早晨的生活嗎？晨起，壓診、排氣、喝水、排便、運動、回家休息、吃早餐。走過青春叛逆，到後來心甘情願的陪伴母親晨走，才發現原來我已深受影響。時至今日，即使我已年過古稀，還能和母親一起無視歲月的痕跡，享受無齡的日常，這是何其幸運的事！

所以，接下來談談，想要抓住青春的腳步，高齡卻不老，日常應該要做的事。

50歲，怎樣生活最健康
【增訂版】

早起散步，腳踏大地吸地氣

在萬物甦醒的清晨時刻，走出戶外，在大自然中散步，感受萬物從沈睡中慢慢醒過來的氣象，接收大地大氣活力，讓我們的細胞充滿能量。旺盛的新陳代謝活動，讓體內的廢氣可以順利排出，隨著太陽逐漸高昇，頭腦也愈來愈清明，美好的一天從這裡開始。

母親總是大力推薦清晨散步，因為早起散步可以在空氣最清新的時候，強化心肺功能，增加骨質密度和肌肉的韌性，活化腦神經，不只能活力健康還能延緩老化，所以，清晨散步價值千金。

延緩老化散步法

❶ 找一平坦、安全的草地或土地，脫掉鞋襪，赤足走路。

❷ 大腿內側和手腕要用力，因為用力，背脊自然伸張，姿勢趨向垂直。

❸ 肩膀放鬆，手臂以前三後四的比例自然擺動。

❹ 收縮下腹，開展胸膛，深呼吸。

❺ 手使勁往後擺動，大腿用力踏出。

這種散步法可以消除肩膀和腰部的沉重感，而且四肢用力，可以促進末梢的血液循環，刺激負責體液代謝的脾臟，促使內臟活動趨向活潑，健康不老。

🍆 腳踏大地吸地氣

母親主張早晨散步時，赤足踩踏在自然的土地上，沒有人工的水泥、磚瓦，也沒有棉襪、皮革、塑膠隔絕腳底肌膚與土地的接觸，用大地的能量幫我們的身體充電。如果可以，找一片青綠勻稱的草皮，看起來賞心又舒服，踩起來像毛毯一樣舒適，不要太凹凸不平，先檢視環境是否有雜物，避免傷害腳底，接著打赤腳走在上面，讓腳底呼吸清晨新鮮的空氣，直接與大地接觸，也透過腳底，刺激我們大腦的中樞神經，若是讓非天然的鞋襪阻隔，效果也會打折。當然也有環境不允許，一定要穿鞋的時刻，此時建議不要穿硬底的鞋子，最好穿薄而鞋底柔軟的棉鞋較佳，至少能多感受一些來自於天然土地的觸感。

特別提醒赤足走路時，記得帶一條擦腳的毛巾，因為清晨多有露水，擦乾後再穿鞋襪比較舒服。夏天較熱，可以到達定點後就赤腳走路，冬天氣溫略低，建議先走十分鐘或做好暖身操，等身體暖和後再打赤腳。

🍆 陪高齡的長輩散步

家中若有高齡長輩，晨走的時間可以稍晚一些，母親和我已是多年習慣，在清晨五、六點散步無妨，但若只是陪家中長輩出門曬曬太陽，可以等陽光出來，溫暖一點再出門，即使是八、九點也可以。冬天甚至可以再晚一點出門，但是要注意保暖，務必記得戴帽子，天冷時連耳朵都要蓋住，脖子保暖的圍巾也不可少。陽光較強的時刻，眼睛的保護也要注意。

高齡者特別需要太陽的能量，就算是行動不便，必須借助輔助工具或是坐在輪椅上，也要每天出門走走，和太陽見個面，打個招呼，

就算是住家附近的公園、學校逛逛都好。不管是就近散步或是開車上山，到定點後，可以自己行走的，就小範圍的在平坦路面上，以身體感覺舒適的速度散步，不一定要求快，可以慢慢散步。若是無法自行散步的長輩，帶他們到視野最好的位置，幫他們按摩頭、耳朵、手……，放鬆地在大自然的環境中與大地融合在一起，按摩的同時可以和他們聊聊天，讓他們感覺到關心，有人在身邊陪伴，這對老人家是非常重要的，即使對已失去自主能力的長輩，也要這麼做。

天然止癢消腫方

如果習慣到郊外或山區晨走，最常見的就是蚊子或蜜蜂叮咬，最好備有防蚊液、止癢消腫藥膏，在被叮咬的當下如果沒有緊急處理，紅腫發癢的情況更難消除。萬一忘記攜帶，大自然中隨處就有天然的消腫止癢藥，那就是新鮮的葉子和小草。所以，一察覺被叮咬可以馬上採取下面的步驟：

❶ 拔取路邊的小草或綠葉（不要選取有毛的）。
❷ 用手指將小草或綠葉揉到軟化，汁液釋出。
❸ 輕輕來回塗抹在被叮咬的地方（不要太用力以免皮膚破損）。
❹ 直到紅腫現象消除。

葉和草的鹼性汁液可以緩解被叮咬部位的不適，如果被蜜蜂叮咬也可以用這個方法消腫，但是體質較弱或免疫力較差者，在消腫後還是就診確認無礙比較好。

三餐黃金比例，多咀嚼

　　「早餐三、午餐二、晚餐一」是母親養生法中的飲食黃金比例。

　　經過一夜休整後的早餐，因為身體機能最好，消化吸收能力最強，適合補充高蛋白質，像是肉類以及營養豐富、均衡的食物，是三餐中最重要且需要花最多時間慢慢吃的一餐，吃得好，腦力充沛的上午就能充滿活力，學習與工作效率自然提高。午餐是補充下午活動能量的一餐，最好挑選營養質量高的食物，像是魚肉、海鮮類，再搭配富含纖維的蔬果，不要吃太多，也不能少吃或隨便吃，更不能不吃，而是先休息再用餐，用餐後散散步會更好。

　　午餐吃太多，會讓血液過度集中在胃部，反而讓腦部血液不足，下午容易昏昏欲睡；午餐不吃、吃太少或隨便吃，下午容易體力不濟，過度勞累，思考無法集中，也會影響腸胃功能。最後，在一天疲累回到家後，晚餐則要選擇易消化吸收的食物，少吃或者不吃都可以，蒸粥搭配蔬果是母親的晚餐首選，餐後的夜間散步，可以讓晚上更好眠。

🍆 細嚼慢嚥延年益壽

　　除了三餐的黃金比例外，用餐的速度和咀嚼的方式也很重要。早餐是重要的一餐，但有很多人是在趕時間的匆忙中把早餐吃下肚；有時忙於工作或活動，連午餐也是草草結束；等到晚上身體疲累不堪，終於有時間坐下來吃一餐時，就會想大吃一頓，當作對自己辛苦一天的犒賞。

*50*歲，怎樣生活最健康
【增訂版】

像這種無法好好吃三餐的情況，將會對身體造成非常大的傷害。

用餐過於匆忙，沒有好好將食物充分咀嚼就吞下肚，年輕消化機能強，可能還感受不到身體的負擔，等到日積月累，年紀漸長，腸胃的負擔就愈來愈重。高齡者更需要放慢吃東西的速度，一是因為腸胃消化力會隨年齡衰退，所以讓食物在口中充分咀嚼，可以減輕胃部消化的壓力，延緩消化系統老化；另一個理由，因為閉口多咀嚼，可以減少隨著食物吃進過多氣體，避免體內脹氣不適。咀嚼時的動作與聲音，有助於刺激耳神經與腦部對聲音的反應，對聽力、腦力都有幫助，可預防失智。

正確咀嚼法

❶ 坐姿端正挺直，不要邊咬食物邊說話，以免咬到雙頰。

❷ 閉上嘴巴咀嚼，伸長人中。

❸ 左右臼齒交替咀嚼食物，最後上下門牙也要咬到食物。

❹ 每一口食物務必充分咀嚼，與唾液混合後再吞下。

❺ 手壓在耳下腺，可以感受到咀嚼時張合活動程度。

❻ 至少左右各咬十下。

🍆 高齡者的飲食箴言：少量多餐

五十歲以後，消化力慢慢減退，也容易疲累，最適合少量多餐的方式，所以要開始調整飲食習慣，避免造成腸胃負擔或脹氣產生。在「早餐三、午餐二、晚餐一」的黃金比例下，不妨在餐與餐中間加個小點，就像母親會在上午十點以及下午三點稍事休息，吃個點心，喝杯茶。

因為少量多餐的緣故，高齡者的早餐偶爾可以簡單一點，或先吃

一些甜食開個胃，再吃早餐。像我母親，也是會在某些時候，如早餐前先喝杯溫啤酒暖暖胃，對老人家而言，願意吃最重要；而高齡者的晚餐是不是可以完全不吃，比如下午四點後不吃東西？最好能夠全面考慮自己的身體狀況、作息時間等因素再決定。因為一整夜的時間很長，如果因為不吃而過餓，是件非常危險的事，不管是自己或照顧者都要多注意。

🍆 高齡者的開胃方

　　年紀愈長，消化愈慢，食慾跟著減退，胃口不好是高齡者常遇到的情況。雖說三餐黃金比例很重要，但如果什麼都不想吃，那也是件令人傷神的事。我的阿嬤胃口很小，母親總會做多種菜餚，只希望她老人家有多種選擇，可以因此多吃一、兩口。我印象最深的是阿嬤喜歡吃乳製品，像乳酪、牛奶，也喜歡吃甜食，所以母親有時會在餐點裡搭個乳酪，吸引她吃正餐，還不時更換口味，例如昨天吃培根口味，今天吃橄欖油味道等等。俗話常說老小老小，對於胃口不好的老人家，就和帶小孩一樣，多想一些變化或是以他愛吃的食物吸引他多吃一些，也要多花一點時間陪他慢慢吃，讓他喜歡上吃飯這件事。

　　包括我自己，有時候也會在吃飯前先吃個小蛋糕，滿足一下口慾，等之後心滿意足了，胃口也開了，再開始吃正餐。這些吸引食慾的開胃食物吃一點就好，不要吃太多，只是開個胃口而已。當然，還是要提醒，如果你的身體健康狀況良好，懂得節制，那就可以這樣做；反過來說，不懂得節制，同時還會影響到正常的飲食攝取，變成偏食，那就不能如此隨心所欲了。

*50*歲，怎樣生活最健康
【增訂版】

半飽哲學

　　我受到母親的影響，從很早以前就習慣只吃半飽，頂多八分飽，不會讓自己吃得太脹或太撐，像一般分量的三明治，我都切一半，另一半和人分享。我喜歡吃很多餐，當然是在時間允許的情況下，只要空閒時坐下來，我會在休息後吃點東西，讓自己維持半飽，不過餓也不過飽。

　　有一次我請朋友到家中吃飯，美食當前，大家總習慣吃得太撐而過量，我提起我的半飽哲學，我笑說吃太飽有點笨，因為吃撐了，下一餐或是之後的點心就吃不下了。那群年過半百的朋友，其中也有營養專業的教授，都點頭直說有理，也開始想要調整一下自己的飲食習慣。我總認為維持半飽才有口福，隨時都是五分飽，也代表隨時都可以吃、有空間可以吃，甚至有時候我其實已經用過餐，還有朋友要找我一起吃飯，我也很爽快的說聲「OK，走！」我還是吃得下，就是陪朋友吃飯，讓自己感受愉快的氣氛，一樣只吃一點點，不會吃到飽，才不會把福氣一次吃滿。

　　坊間吃到飽型式的餐廳，最是不符合飲食健康，因此即使到了吃到飽餐廳，也要記住是為了品嘗多樣的食物，為了嚐鮮、吃以前沒吃過的食物，而不是要把自己吃撐了。

順節氣，四季養生

　　因應春之溫、夏之熱、秋之涼、冬之寒的氣溫起伏，自然界萬物也有春生、夏長、秋收、冬藏的循環更替，人體為了適應四季的寒熱溫涼，在每個季節都有不同的耗損，只要配合四季生生不息的規律，順應季節變化，依四時來調理，往往可以收到加倍養生的元氣能量，以及事前預防季節疾病的功效。像是春季，乍暖還寒，是人體新陳代謝活躍的時期，宜養肝調氣；夏季，氣候炎熱，容易心浮氣燥，宜清心健脾；秋季，由熱轉涼，氣收轉衰，口乾舌燥，宜強肺安神；冬季，氣候寒冷，人體應當養精蓄銳，宜補養蓄藏，為新的一年打好健康的根基。

最佳四季食補：當令食材

　　配合自然的季節變化，跟著節氣走，是古老的養生智慧，母親會在春天吃小鰻魚飯，夏天蒸田雞，秋冬季節交替時料理大野鰻，因為這個季節的野鰻氣很強，可以把氣補足，才不會容易感冒。從另一個角度來看，順著自然萬物的生長時程，吃當季食材，品最新鮮的美味，吸收最豐富的營養，也是一種順節氣養生的好方法。

　　在春天留蔥鬚煮茶，夏天吃冬瓜，秋天喝蓮藕湯，冬天曬陳皮，把每個季節的元氣精華，透過未經人工改造的當令食物，完整吃進肚子裡，可說是最有效的食補方，不一定需要特別的藥材燉煮才叫做補。現在因為技術進步，市面上常有許多逆季節成長的食物，很多人

並不會特別注意到，所以建議在挑選食材時，多留意各種食材的盛產期（也可以多注意價格的變化，盛產期比較便宜），多吃自然盛產的季節食物，順時順氣補養。

🍆 四季養生茶飲

依季節變化喝茶，也可達到不錯的效果，可沖泡或燉煮供日常飲用，至於飲用的量以及頻率，由自己觀察、感受身體的狀況來調整。

春季疏肝茶飲

材料：乾燥玫瑰花一大匙、決明子一小匙（一壺量，約 300 至 500cc）

作法：

❶ 決明子放入壺中，加蓋煮滾後，小火再煮十分鐘。

❷ 熄火後放入玫瑰花，燜約一至二分鐘，聞到香氣後即可飲用。

TIPS

春天喝玫瑰花茶，可以疏肝氣、放鬆情緒。

夏季清涼茶飲

材料：仙草乾 100g、水 4000cc

作法：

❶ 仙草乾拿取適當分量，沖洗乾淨。

❷ 用剪刀剪小段，約三至五公分（市面上也有賣剪好的仙草乾）。

❸ 將材料放入鍋中加蓋，以中小火煮到水滾。

④ 轉小火熬煮約三十分鐘後，將湯汁倒出備用。

⑤ 再倒入 400cc 的水於仙草渣中，煮三十分鐘，瀝掉仙草渣。

⑥ 將④和⑤的湯汁混合煮滾即可；放涼後可放冰箱保存。

TIPS

夏天喝仙草茶，可以清暑、解渴、防中暑。

秋季清熱茶飲

材料：乾菊花一湯匙、枸杞二分之一匙（一杯量）

作法：

① 以滾燙的沸水沖泡。

② 燜約十分鐘即可飲用。

TIPS

秋天喝菊花枸杞茶，可以清夏熱、明目、治頭痛。

秋冬抗寒茶飲

材料：土肉桂葉一片、番紅花二分之一小匙（一壺量）

作法：

① 將土肉桂葉剝成小片，和番紅花一起放入小壺中。

② 以沸水沖泡，燜約三到五分鐘，味道更香濃。

TIPS

冬天喝土肉桂番紅花茶，可以促進新陳代謝、排毒、抗寒及克服憂鬱。

*50*歲，怎樣生活最健康
【增訂版】

不久坐，拒當駝背俠

母親很少長時間固定坐在一處，只要情況允許，坐一段時間之後，一定會起來走走，動動身體。而且不論是坐著或站著，背脊一定挺直有神，不曾看見她彎腰駝背、隨意攤坐，或是站姿歪斜。即使年紀漸增，高齡者常會出現的背脊彎曲問題，從來也不曾困擾過她。

母親認為人就應該讓椎脊維持直立的姿態，或站或坐，不良姿勢像是駝背、蹺腳，都會讓體內廢氣滯留，無法順利排出，也會造成腰酸背痛。

年紀愈大，就愈不能坐著或維持固定姿勢太久，一般人固定姿勢超過四小時，下肢血液產生栓塞的機率就會大大增加，更何況血液循環功能正逐漸衰退的高齡者？一旦血栓在體內形成，就是一枚不定時炸彈，根本無法預知它何時會脫落；血栓脫落後會隨著血液流動，造成肺部或其他部位阻塞，難以預測何時危及生命，再加上，久坐本來就容易壓迫下肢循環，也會擠壓某些部位的臟器，廢氣易在此處聚集囤積，加速臟器老化的速度。在此雙重的不良影響下，久坐對健康的傷害實在難以估算。所以，需要久坐工作或是習慣久坐不動的人，坐一段時間之後，最多一個小時，一定要起來喝個水，或上個廁所伸展筋骨，避免對身體損傷。

端正坐姿腰不疼

久坐不動，當個木頭人，對身體的傷害已經難以估計了，如果再加

上坐姿不良，那簡直就是雪上加霜。一般家中客廳常會擺放沙發椅，很多人回到家裡的第一件事就是癱坐在沙發上，或躺、或臥、或坐，看電視、看書或做其他事，就想窩在柔軟的沙發裡，一點也不想站起來。長期坐在深軟的椅子上，身體隨著沙發的軟度彎曲，看似完全舒適放鬆的坐姿，其實深藏危機，這種壓迫下腹部的坐姿，時間愈久，不但容易腰酸背痛，身體也因廢氣無法順利排出，反而愈來愈疲勞。

看似柔軟舒服的沙發，非常容易坐出腰酸背痛來，所以從小我們家中就是坐木製椅居多。想要有良好坐姿不腰疼，就要從選購有椅背的木製椅開始，即使要擺上椅墊也不能選太厚軟的材質，坐下時可以讓腰背有支撐處，不會癱軟在椅子上，這樣反而可以減少腰酸背痛的情況。

🥒 正確的坐姿

正確的坐姿對腰部的壓力最小，反而不容易腰疼，而且坐姿端正看起來會比較年輕有精神，讓人不顯老態，不過，最重要的還是不要久坐不動成為木頭人。

❶ 深坐取代淺坐，讓腰部可以靠在椅背上。
❷ 背部挺直，收緊小腹。
❸ 臀部緊貼椅面。
❹ 雙腳穩穩地踩在地上。

🥒 蹺腳最是要不得

不少人習慣坐著時一定要蹺腳，有時還被人當作展現風情的一種姿態，如果只是短暫拍照還好，日常若是每坐必蹺腳，那就壞處一堆

了。母親從來不蹺腳，就像我前面說的，她坐，一定坐得端正，她站，也是提肛縮小腹，背脊挺直，所以她看起來總是比同年齡的人年輕有精神。

坐著蹺腳，雙腿一高一低，會造成骨盆歪斜，接著就會牽動腰椎、胸椎側彎，連帶的肩膀和頸椎也跟著傾斜一側，長期下來就會形成Ｃ型脊椎，伴隨而來的就是腰痛、背痛和肩頸痛。而經常在下面承受重量的那一隻腳，也會因為循環受阻，容易造成下肢血液栓塞或靜脈曲張，膝關節處也會提早出現退化性關節炎的症狀。還有一點容易被忽略，因為蹺腳會讓生殖器部位溫度升高且不透氣，可能因此阻礙喜低溫的精子存活，影響男性生育，也會加重前列腺肥大者的不適症狀；而高溫悶熱也是細菌滋生的溫床，容易讓女性患陰道炎等婦科疾病。蹺腳的壞處這麼多，有這個壞習慣的人要趕快改掉，不要讓小習慣造成日後的病痛，十分划不來。

🍆 勤伸展，不做駝背俠

高齡者因為肌肉韌性退化，加上骨質逐漸流失，老年駝背的現象非常普遍。或許有人會覺得這是老化必然的現象，但其實這是可以預防的，甚至在開始發現自己的背愈來愈直不起來時，就要開始注意：一方面趕快檢視自己日常站姿和坐姿，如果不正確就要馬上矯正；另一面可以勤做伸展操，不要讓駝背的情況更加惡化。這幾年姿勢不良造成背脊彎曲的情況愈來愈多，駝背或脊椎側彎的年齡層逐年下降，如果家中有駝背的青少年，也可以讓他們常做些簡易的預防駝背伸展操。

🥚 預防／矯正駝背伸展操

伸展操（一）

❶ 在床上平躺，或是找一處可以躺平的地方。

❷ 頭頂要預留手可以完全伸直的空間。

❸ 雙手往頭頂方向延伸，手心朝上。

❹ 與身體成一直線拉直，累了就收回雙手放鬆一下。

❺ 重複伸直、放鬆的動作約十至二十次。

❻ 早上醒來起床前，以及晚上睡前各做一次伸展操。

❼ 如果已經出現駝背的情形，可以一天三次，但是不用太勉強。

伸展操（二）

經常坐著辦公，或是看電視、打電腦的人，起來活動時可以依下面所描述，找機會靠在牆壁上，幫助矯正或預防久坐造成的駝背。

❶ 找一片可以讓身體完全貼合站立的牆面。

❷ 雙腳自然站立，可以站穩就好。

❸ 腳後跟、肩膀、頭，緊靠在牆上。

❹ 每次休息時可靠牆站立三至五分鐘。

❺ 站立時可以同時動動眼球或閉目休息，雙手也可以沿著牆往上舉做伸展動作。

🍆 膝蓋旋轉運動

久坐容易傷膝蓋，做旋轉運動可以舒解膝蓋彎曲所承受的壓力。

❶ 站立，雙腳併攏，微蹲。

❷ 往左旋轉膝蓋十下，再往右十下。

❸ 最後雙手同時按摩膝蓋骨至微熱即可。

❹ 早、中、晚各做一次。

排氣防老，少疲勞

　　「今天的疲勞，今天消除」是母親一再強調的事，也是她必做的日課。就像是「今日事，今日畢」的道理一樣，每天的疲勞不消除，一點一點的累積，長期處於疲勞狀態，不只容易情緒不穩，常常「生氣」，身體內部也會因為器官勞累而生「氣」，接下來就會引發一連串的惡性反應，如脹氣、免疫力下降、動不動就感冒、大腦反應變慢、情緒不穩等等，然後人就更感到疲倦、勞累，可以說是身心俱疲，最後還可能被癌細胞侵蝕健康。

　　現代人多耗腦力，常常是長時間固定一個姿勢，這種生活方式很容易累積疲勞。人只要一累，身體就容易有氣，愈累愈不易排出；氣排不出去，又會讓自己更容易累，就如同橡皮筋一直拉緊就容易彈性疲乏，體內器官也會因此加速老化。母親只要一覺得疲勞，感覺身體有氣，就隨時做運動，比如甩甩手，左右轉轉身體。年紀愈大就愈要起來走動，不管是做什麼事，高齡者最好每三十分鐘或一小時就要起來動一動，做做伸展操，只要多動，疲勞就不會累積，身體一旦伸展拉直，氣就會通，跟著就會自然排出體外。

🍆「硬撐」是健康殺手

　　如果有人開始頻頻打哈欠，大家都知道那人累了，這也是疲勞最明顯的表現，疲勞的狀態還有很多表徵，像是開始覺得眼睛乾澀、模糊；注意力開始不集中；開始坐不住；想要喝點東西；容易不耐煩，

看什麼都不順眼；思考、反應變得不靈活。只要出現其中一項症狀，不管是身體的疲勞、心靈的疲勞、情緒的疲勞，都表示該好好休息了。

最理想的狀況，九點工作或參加活動，十點多就要稍稍休息，大約每半小時就要小休一下，但是很多人一開始工作，就忘記時間，然後一天就過了，第二天周而復始的又陷入過度勞累中。所以，當疲勞狀況出現，應該停下來好好想一想，工作是為了能有更好的生活，如果為了工作賠上健康，豈不是白費力氣？

不管做什麼事，都要隨時警惕自己，沒有工作雖然不行，但過度工作對自己健康有害，值得嗎？尤其當年過五十歲，體力、免疫系統等各種功能正在逐漸下降中。凡事不要硬撐，咬緊牙關堅持住固然是很好的做事態度，但也必須說硬撐實在是危害健康的禍首，即使退休在家照顧孫子也不能一頭栽進去。不要過累，要量力而為，如果真的不行，要表達出來讓年輕一輩知道。換個角度想，如果累病了，孩子們也要花時間照顧，所以不要讓自己過於疲勞，該休息就休息，不要積勞成疾，不要讓廢氣囤積，更不要讓自己成為聚毒器。

🍆 消除疲勞操

非常簡單的伸展操，可以定點做，也可以配合走路，往廁所的路上也可以做。

❶ 高舉雙手成V字形，抬下巴，視線往稍高一點的遠處看。
❷ 手心朝上朝下轉，要感覺手臂到肩膀的肌肉都被牽動。
❸ 不限次數，感覺到痠痛舒緩即可。

`擴胸運動`

　　一直坐著看電視、辦公或聽講座，要適時地反方向拉動身體，讓脊椎、胸肌可以伸展，也讓體內的氣可以順利排出。

❶ 雙腳自然站立，收小腹。

❷ 雙肘彎曲，兩臂平舉至胸前，接著雙臂往後擴展四次。

❸ 雙臂伸直往上舉，手心朝前方，手臂輕輕往後拉肩四次。

❹ 雙臂自然下垂，稍用力氣往後擺四次。

❺ 每次往後伸展時可以配合吐氣。

讓氣排出去才不會快老

　　母親常說疲勞和脹氣是萬病之源，不只疲勞當天要消除，體內的氣也要儘快排出才行。最健康的身體當然是無屁（無屁可放為上上），再不然也要能夠做到「有屁快放」（有屁可放為中中），最糟糕的情況就是氣排不出來（有屁不放為下下），脹氣不排出，實在是百害而無一利。

　　脹氣對身體的影響從腸胃開始，胃中的氣會妨礙食物和胃液充分混合，讓食物無法消化完全；腸內的氣會打斷食物的行進，妨礙吸收營養的功能，最後胃腸功能就會開始出現障礙，而消化系統的功能衰退，人體也隨之加速老化。接著，脹氣還可能壓迫冠狀動脈、橫膈膜及肺部，無形中造成心臟和肺部負擔，而可能發生胸痛、呼吸困難症狀，甚至有猝死的危險；脹氣也會造成末梢循環障礙，形成所謂的「冷症」，產生手腳冰冷、腰痠等現象；如果脹氣與便秘同時發生，會增加有毒氣體的產生，加重肝臟代謝的負擔；而溶入血液中的毒氣，會影響皮膚與荷爾蒙的新陳代謝，形成青春痘、皺紋及黑斑。

想要讓身體無負擔，更年輕有精神，把氣排出去是必修的功課，就像母親對身體的狀況一向很敏感，一有氣就會想辦法排出去。想要氣不留體內，依照本書所說，調整生活作息、飲食方式是最治本的方法，而治標的方式可以先從幾個生活小習慣開始，一步一步來，不用多久，你的身體就能感覺到成效。

馬上就做不積氣

❶ 用餐時將碗舉到胸口高度，坐正。

❷ 吃飯時要專心，不看電視、書報，慢慢吃。

❸ 吃東西時不說話，等食物完全吞嚥再說話。

❹ 閉緊嘴巴，細嚼慢嚥，每口至少咬二十下。

❺ 不讓自己過度勞累，先休息再吃東西。

❻ 排便時要專心，不看書報雜誌，不玩手機，快快放。

❼ 保持端正的坐姿及站姿，不彎腰駝背。

❽ 善用睡前及起床的按摩操。

❾ 腹內大掃除（請參考第 52 頁）。

睡前除氣法

不讓體內的氣一起過夜。

❶ 趴在床上，在膝蓋部位墊一個布團或扁枕頭。

❷ 兩腕重疊平放，由手腕撐著下顎。

❸ 以腳打臀部的方式交互擺動雙腳。

❹ 剛開始也許雙腳打不到臀部，漸漸地就能做到。

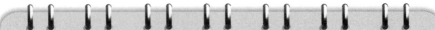晨光消氣排毒步驟

如果前一天飲食過量或吃了宵夜，晨起消氣是排出滯留體內氣體的最佳時機，務必確實執行，不要讓氣逾時滯留。

❶ 清晨醒來，仰臥平躺。

❷ 先進行壓診、觸診、打診（參考第 29 頁）檢查體內是否有脹氣。

❸ 開始進行排氣操（參考第 29 頁）。

❹ 起床後緩慢喝下約 200cc 溫水。

❺ 排便，如果尚無便意，可以喝少許冷開水，走一走，動一動，刺激腸道蠕動。

❻ 出門運動，加速體內新陳代謝，幫助積氣排出。

*50*歲，怎樣生活最健康
【增訂版】

尚原味，崇自然

　　當初我會選擇赴日學習西醫，最大的動力來自於母親，也可以說我是為了母親，才選擇這原本不在人生規劃裡的西醫課程。母親對我有所期待，她希望我學習西醫當底子，再和她所研究的中醫互補。嚴格說起來，母親並不是從正統中醫教育系統中學習，大部分的觀念和理論反倒出自於她對生活上的觀察、感受和體悟，以及她眾多案例的調查研究。所以像我這種完全沒有底子的初學者，她要從基礎教導我是有難度的，而且也沒有時間，除非我自己再去看中醫相關的書籍，去了解、去上課。既然一樣從頭學起，那不如就研究西醫，從另一個角度來填補或驗證她的想法。

🥔 走向自然節奏的生活

　　母親的學理來自於生活，也來自於生生不息的自然萬物。她總是告訴我們，老天爺會教妳，跟著大自然的節奏生活、呼吸、飲食、運動就對了。老祖宗的中醫學理，就是應四季，合十二節慶，看自然變化，正如古書上經常提到的春夏秋冬四季養生、二十四節氣養生，都是有道理、有根據的，如果違反大自然的變化，身體就容易產生有的沒的問題，所以人要隨著日出而起，日落而息，不要因為科技進步就自以為是，以為人可以無視自然的變化隨心所欲，好比夏天炎熱一流汗就猛吹冷氣、吃冰飲，為了好吃好看而添加一些人工甘味或色素，這些與自然相抵觸的行為，自然容易使我們生病。

就像人的生老病死無法超脫自然定律，遲早會遇到，我們所能做的就是順著自然的規律，和自然多接觸，不要一直關在房子裡。大自然關懷萬物不藏私，免費提供那麼好的能量與資源——太陽、空氣、水，宅在家裡不出門，挑東挑西，真是太辜負自然的美意了，人類何德何能，可以無視自然的賦予？

🍆品嘗原味的甘美

母親不吃冰的，也不吃炸的、辣的、太鹹、有色素或有人工調味的食物，多半都是自己煮，遇到需要出門活動，有時還會自己帶飯。我在選購食物時，也會特別注意產期或製造方式，大部分都會買自然製造的食物，這樣的習慣，是母親從小要求出來的。

小時候在日本，許多達官貴人感念母親的健康指導，所以家中常常有人送禮，大部分都是包裝精美、造型討喜、顏色鮮美的食物或和菓子，可是母親一看到這些有色素調味的零食或甜點，都不准我們吃，我們就只能眼巴巴的看著，心中一直覺得好遺憾，還在心中生悶氣。那些看起來相當可口，色澤十分鮮亮的食物，對年輕的我們來說相當具有吸引力，尤其那個年代，經濟尚在起飛，物資相當匱乏，看到精美高價的食物卻吃不到，真是一種精神折磨。如今想來，母親在四十年前就對養生有超前的敏銳度與觀察力，感謝母親從年輕就讓我有這麼一個根深柢固的健康觀念，知道含有人工添加、調味的食物都不能吃，早早遠離這些對身體不好的誘人產品，而成為我日後的健康資產。

不過，我前面說到選購食物時，「大部分」會挑選自然的食材，不能不說與母親的嚴格與堅持有關。那時母親說不能吃就完全沒有商量的餘地，看到別人可以吃我卻只能看，有時反而會變成心中的懸

*50*歲，怎樣生活最健康
【增訂版】

念。所以，等我長大自理生活，甚至是為人母時，就和母親作法不同，或許是帶著童年吃不到的缺憾，以及小小的叛逆心態，我自己或孩子們看到新奇的點心會嘗個一口，但我還是會讓孩子們了解，這些食品的成分有太多添加物，是不能常吃或多吃的，所以我們只能吃一點嘗嘗，知道什麼味道就好，這是我和母親最大的不同之處，我總覺得一些心理上的小小滿足，對健康也是很重要的。

🍆 自然的生活，原味的自己

不只吃要自然原味，對自己的食、衣、住、行也都要向自然取經。母親睡覺是不吹冷氣的，對現代人來說可能有點不可思議，但她就覺得這樣的方式不自然，反而會影響她的睡眠品質。她從挑選住家時就會考慮到這一點，因為即使在冬天，她也習慣把窗戶打開一個小縫，讓自然的風吹進來，不開窗會讓她有快窒息的感覺，所以她會選擇有公園或庭園的住處，可以開窗通風。母親的生活應該說是真的很天然吧！她覺得熱會拿著扇子搧風，即使不得已開電風扇也是對著牆吹，流汗就讓它流，起床時再把汗擦乾，沖沖澡就好。

母親並不反對開冷氣，只是不喜歡，所以我也養成能不開冷氣就不開的習慣，除非盛夏酷熱時期，溫度過高，讓人頭昏、疲倦、思路不清楚，才會開冷氣降溫一下，但也是維持在不熱就好的溫度，大約是二十六至二十八度，同時要記得多補充水分。母親常提醒吹冷氣要將風口固定朝上，不要直吹人體，關掉冷氣後記得打開窗戶通風。母親和我都喜歡中國古式的木製家具，一個原因是西式沙發容易影響坐姿，另一個原因是原木天然的材質、顏色與溫度最接近自然，居住在樸質天然的色調環境裡，再擺放幾盆綠色植物，也算是在鋼筋水泥的建築中找到一點小小的平衡。

除了飲食、環境、多接近自然、多走路之外，我認為心靈和心緒也要取法自然，像陽光一樣無私的普照大地，像花木應四季生長，春生、夏長、秋收、冬藏，沒有任何勉強，有大地蘊藏的柔軟，也有滴水穿石般的堅韌，對自然懷抱感謝之心，滿足於所擁有的一切，心靈因此飽滿，身體也隨之輕鬆、健康自在。人活到一定年紀，多少會以自身的經驗與成就來審度他人，尤其是老一輩，總認為自己的看法、觀念、做法最好、最正確，動不動就說「不聽老人言，吃虧在眼前」，固然有幾分道理，但也不要因此總喜歡指導別人，看不過去就心生埋怨。換個想法，條條大路通羅馬，不同道路有不同的風景，不強求，不做作，不強迫別人，也放過自己，一切就順其自然吧！

🍆 舒壓健肺呼吸法

對很多事情都看不下去？做個有氧的深呼吸，可以讓心緒平穩，還可以幫助強化呼吸道，增強呼吸器官的防禦能力，減少久咳不癒的機會，一舉數得。

❶ 以鼻子用力吸氣並且在二拍內將氣充滿腹腔。

❷ 身體隨著吸氣挺直，停八拍後再慢慢吐氣。

❸ 用嘴巴分四拍慢慢吐氣，並在吐氣的同時讓身體順勢下彎，感覺將腹腔的空氣完全排出。

❹ 氣排出後停二拍，再從吸氣開始挺起身軀。

❺ 將以上步驟重複約五次。

❻ 貧血者下彎後吸氣挺起身軀時可以放緩速度，以免暈眩。

❼ 沒有年齡限制，次數可依個人狀況增加，站著或坐著都可以。

泡澡是輕鬆的投資

　　天冷就會讓人想要泡泡溫泉或泡澡放鬆心情，享受一下寒冬中的溫暖。泡溫泉或泡澡，不應該只是冬天的專利，平常母親和我可以說是每天泡澡或泡溫泉，尤其是母親非常喜歡泡澡，感覺累了就會泡一下出出汗，解解乏，一天下來，有時甚至會泡二至三次。泡澡可以促進血液循環，幫助體內廢氣排出，這也是她消除疲勞和自我放鬆的方法。

　　在日本時，母親總是很忙碌，很少有閒暇時間休息或旅遊，唯一會吸引她的就是泡溫泉。以當時的生活條件，泡溫泉是她對自己的犒賞，所以回到台灣，選擇居住地點時，北投的溫泉就成了她考慮的重要因素。後來母親到陽明山散步，散步後一個人安靜的泡泡溫泉，更成了她的最愛。對我而言，晨起運動，偶爾和三五好友相約泡溫泉，小休片刻再共進早餐是一大樂事，因為好友相伴，就不會像母親一樣只是靜靜的泡著溫泉，我們常常聊天聊得興致高昂，我戲稱這叫「泡嘴」，雖然和母親方式不同，也同樣讓人身心放鬆，一整天充滿活力，每個人看起來都很年輕。

🍆 泡溫泉／泡澡有方，神清氣爽

❶ **漸進式淋浴法暖身：**依序從腳板、腿、臀部、腹部、手臂、背部、胸部、頸部沖溫熱水，如果一開始就從上往下淋浴，對心臟刺激太強，會讓血壓急速上升，容易暈眩危險。

❷ **三段式入浴法：**

A · 將腳浸在熱水或溫泉中約五分鐘，水深大約高過膝蓋五公分左右。同時可以一腳腳跟踩踏另一腳腳趾間凹處來按摩，天冷時上身可繼續沖淋熱水避免受涼。

B · 慢慢坐下，先讓水浸過身體肚臍處，大約三分鐘時間；可以同時拉拉耳朵、按摩眼窩、頭皮等。用這些動作來替代「泡嘴」，對解除身體的疲勞更有實質的效果。

C · 全身坐躺進浴缸中，讓水淹至肩膀處，這時候可以按摩腿、手、肩膀，約二至五分鐘後起身。

❸ **泡溫泉時：**起身後會開始出汗，這時可以做一些和緩的運動，等出汗結束，沖沖水，之後再回去泡約二至五分鐘，促進排汗和新陳代謝。第二次起身，將身體再次沖洗乾淨後擦乾，要確定完全擦乾再穿衣，避免走出去時受涼。

❹ **家中泡澡時：**第一次起身後把身體擦乾，將臉盆放滿冷水，手撐在臉盆兩側，將臉泡進冷水中，閉氣數到十，抬起頭吸氣，再重複以冷水泡臉的動作，共三次，可以幫助臉部肌肉緊實，也可以提神醒腦。

🍆 洗澡要注意的事情

洗澡的功能除了清潔身體之外，其實還有助於身心放鬆，尤其是泡澡或泡溫泉，再配合一些簡單的按摩，可以幫助刺激末梢神經、活絡全身的血液循環、促進新陳代謝、幫助排出廢氣、強化心血管功能等。不過，如果忽略一些小細節，像是洗澡的時間過長、水溫過高或過低等，反而會讓身體負擔更重，不能達到放鬆排氣的效果，特別是高齡者，更應該注意以下事項：

❶ 水溫以攝氏四十到四十二度為佳，大約是以手測溫度略燙，但可以接受的程度。水溫過高，會過度消耗熱量，腦部可能瞬間缺氧或心跳過快，有暈眩的危險，這樣反而會感到更疲勞；水溫過低，則易刺激血管收縮，不利疲勞釋出，也可能受涼。

❷ 泡澡時間以十五至二十分鐘為宜（包括漸進式淋浴及三段式入浴時間），若只是淋浴不泡澡，時間可以短一些，約十至十五分鐘。時間過長，體力消耗過多，反而勞累；而匆匆洗澡，也會讓消除疲勞的效果大打折扣。時間不夠充裕時，淋浴可以刺激表面皮膚，快速消除身體疲勞，但是體內臟器所獲得的熱量與刺激也相對較少，所以，忙碌一天之後，選擇泡澡解乏比較有效果。

❸ 飯後至少二小時以上才能洗澡，因為飯後腸胃需要集中血液消化，如果在食物還未消化完全時洗澡，血液將受刺激擴散全身，會讓食物殘留在胃裡，影響消化功能，也就容易造成脹氣。最好的方式是飯前半小時洗澡，洗澡後躺平休息十分鐘再用餐。不過，高齡者也不適合在過餓的情況下洗澡，空腹時血糖較低，這個時候洗澡容易虛脫、頭暈和心悸，所以不妨在洗澡前三十分鐘喝一杯易消化的自製蔬菜汁、蔬果汁或藕汁，補充一下體力和水分。

❹ 洗澡時要注意通風，尤其在冬季因為怕冷，多會緊閉窗戶或不開通風扇，這樣是很危險的，因為水蒸氣充滿浴室時，容易造成缺氧，一不注意可能就會導致血壓升高，產生如心悸、胸悶、呼吸困難和頭重腳輕的症狀，對高齡者尤其危險，甚至有可能中風。所以，如果有窗戶，最好開小縫通風，或是打開通風設施。

❺ 洗澡後不要大口喝冷水，特別是泡澡或泡溫泉後，因為大量流汗，體溫升高，會讓人想要喝水補充水分或是喝冷水解熱，但此時如果快速且大口的喝下冷水，反而對身體不好。最好先略作休息，讓體內的器官先舒緩休整一下，再小口慢慢喝溫水。如果洗澡後真的很渴，可以用溫開水先漱漱口，略含一下再吐掉，先止渴，等休息過後再喝水。在洗澡前補充一些水分，可以減少洗澡後想大口喝水的慾望。

🍆 高齡者泡溫泉特別注意事項

❶ 高齡者泡溫泉時最好有人陪伴，不舒服要馬上反應，入池與起身時應有人撐扶避免危險。

❷ 一定要做好漸進式淋浴暖身以及三段式入浴，選擇戶外池通風較佳，但冬天時要注意保暖；如果是室內溫泉，要先觀察通風設施是否良好，或者是否有開窗。

❸ 剛開始泡溫泉時，時間不要過長，等身體慢慢適應後再延長時間，每次泡在溫泉中的時間最好也不要超過五至十分鐘。若全身泡入溫泉中感覺到心跳過快、暈眩等不適，最好先慢慢站起身離開溫泉池，休息片刻再試，如果症狀未消除，可能是身體狀況不適合，例如太過勞累或是心血管問題，必須改天調整好狀況後再嘗試，或是諮詢醫師做進一步檢查是否身體有恙。

❹ 高齡者可以採用池邊飄浮的方式泡溫泉，因為年紀愈大，血管調節功能漸弱，泡溫泉會刺激並加快血液循環的速度，全身浸泡的方式，對部分的高齡者來說容易引起腦部缺氧，或導致血壓升高速度過快，血管來不及調節就會有暈倒或中風

*50*歲，怎樣生活最健康
【增訂版】

的危險。年紀較大又沒有泡湯經驗的人，不妨先採用頭枕在池邊，身體輕輕飄浮在溫泉上的方式，可以避免心臟及血管過度受刺激，重要的是，一旦感覺不舒服就要起身，千萬不可硬撐。

❺ 要注意泉水的溫度，最好挑選攝式四十三度左右的溫泉。糖尿病患者、高血壓、膽固醇過高的人，則以攝氏四十度左右的溫泉較適合，而且千萬不適合冷泉、熱泉交替浸泡的方式，因為冷熱溫差過大，血管會急速舒張、收縮，對於有相關慢性病的人，容易引發心肌梗塞或缺血性中風。

防皺除斑，更青春

　　愛美是人的天性，誰不希望自己看起來青春洋溢、瀟灑帥氣？不過，一進入中老年期，皺紋、角質老化、乾燥、老人斑等皮膚問題自然會發生。其實，皮膚也和其他器官一樣具有自我修復的能力，太多非天然的保養品、藥物、化粧品刺激，會讓皮膚變懶，自癒力變差，如果再加上體內脹氣、便秘、睡眠不足等等製毒反應，想要有好膚質就更困難了。

減少皺紋、老人斑該做的事

　　想要有好膚質，不能只從外在塗塗抹抹或是整型拉皮，皮膚的狀況其實是內在健康的整體展現，所以，不管是不是即將步入或是已經是令人擔憂皺紋的中老年，都該注意這幾件事：

❶ **正常作息、營養均衡：**莊博士不會做的事以及會做的事都要在生活中實行，母親和我就是好皮膚的最佳代言人。

❷ **多運動：**運動可以促進新陳代謝，同樣對皮膚的色素代謝和免疫力也有幫助。

❸ **正確曬太陽：**早睡早起，和陽光接觸。紫外線是很神奇的，曬太多太陽雖是造成皮膚老化的元兇，但適量的紫外線卻具有殺菌的作用，曬曬太陽，不用太久，自然的刺激可讓皮膚更健康。（曬太陽的方法參考第 134 頁）

❹ 用天然的方法對待皮膚：用天然的材料保護皮膚，讓皮膚自己呼吸、修復。

潔膚護膚天然方

因為母親用清水洗臉、蛋白敷臉，我也深受影響，每天只用清水洗臉，特別是泡澡後以冷水浸臉的方式，不只可提神醒腦，也可以利用冷縮原理，刺激臉部肌膚的毛孔收縮，讓它更緊實有彈性。

❶ 清水洗臉：用清水沖洗、拍打臉部皮膚，洗掉髒污，特別是中老年更不能過度使用清潔用品，保留皮膚自然生成的油脂才能形成保護膜，避免皮膚乾澀。卸粧後可以用蛋白敷臉清潔。

❷ 蛋白敷臉：先從下巴往上塗抹蛋白，等全乾後再以清水沖洗乾淨。蛋白乾了之後的緊繃效果，有助於增加皮膚的緊實度，減少皺紋。

❸ 勤於保濕：以蒸餾水或絲瓜水拍臉，或先噴在臉上再拍，由下往上拍，一天五、六次，輕輕拍，讓水分充分吸收。中老年後因為荷爾蒙減少的關係，皮膚比較容易乾燥，所以水分的補充很重要，可以準備隨身的小瓶子，隨時補充。

❹ 天然油潤膚：補充完水分且完全吸收之後，如果還覺得乾燥，就可以擦一點油。選用天然油脂，依個人喜好，以及擦起來的感覺最舒服的油就可以，不一定要高價的保養霜。例如橄欖油（成分比較好的 Virgin 橄欖油）、椰子油、冷壓麻油、苦茶油、綿羊油、馬油等都可以，挑選天然好油要注意，天然成分的油脂擦完後會被皮膚完全吸收，不會留下油膩的感覺。

🍆 臉部肌膚緊實防皺操

人在疲累的時候，臉部肌肉最容易下垂，也最容易起皺紋，這套按摩操可以防止臉部肌肉下垂，阻止皺紋加深，且兼具提神作用，最適合疲累時進行，也可以當作日常的臉部保養操。

❶ 手指自然伸直，放鬆，頭略抬高約四十五度。

❷ 先用右手手背指尖（指甲面），從左耳垂下方開始，沿著下巴的弧線，劃向右耳垂。

❸ 換左手手背指尖，從右耳垂下方開始，沿著下巴的弧線，劃向左耳垂。

❹ 左右交替共做十下（左右各五下）。

❺ 雙手手背指尖從下巴下緣中間，分左右兩側往耳朵滑。

❻ 雙手手背指尖從下巴往左右臉頰滑（滑動角度略往上）。

❼ 再從鼻翼兩側往太陽穴方向滑動。

❽ 最後用指背輕輕拍打臉部，十至二十下皆可，直到臉部有微熱的感覺為止。

🍆 局部美白霜

當發現皮膚開始出現暗沉、黑色素沉澱時，可以利用睡眠時間，在出現黑色素的部位敷上自製的天然美白霜，第二天起床如果未被皮膚吸收再用清水洗淨即可，持續敷用可以讓黑斑、老人班部分獲得改善。

❶ 茯苓粉或薏仁粉少許，加絲瓜水調勻。

❷ 調到像面霜的濃稠度（膏狀）。

❸ 睡前敷在臉上比較暗沈、黑色素較明顯或是有斑的部位，鼻頭也可以。

50 歲，怎樣生活最健康
【增訂版】

❹ 不用敷太厚，只要薄薄一層就好，太厚不易吸收。

❺ 每次調的量以要敷用的部位而定，調一次就可以用完的量最
為理想。

當個時尚魔女、無齡紳士

　　即使步入中老年，進入退休生活，也要為自己製造年輕的感覺，說是錯覺也無妨，先從外表開始讓自己變得更有精神，也就更顯得年輕。母親對環境喜歡原木、自然，衣服同樣也習慣挑選內棉衣、外麻布這一類的天然材質，顏色也以樸素的色調居多，早期都是黑、白、藍色系，因為我的阿嬤喜歡穿帶花的衣服，可能是懷念阿嬤，等母親年紀漸長，才開始穿起花衣服來。不論是樸素或是花俏，母親即使是一頭白髮，還是以自信的穿著、直挺的姿態、紅潤的容顏，讓自己看起來一點也不顯老態，一點也不輸年輕人的精、氣、神。

從髮型開始嘗試改變

　　要把自己打扮得光鮮、亮麗，如何挑選適合自己的造型呢？可以先想想喜歡自己看起來是什麼樣子？想要過的生活是哪一種型態？不一定要很流行，至少要讓自己看起來氣色、精神都好，不要垂頭喪氣，也不要蓬頭垢面，不可以因為退休後不用上班了，就太過隨便，要告訴自己，就算是休閒服也要穿出自己的風格來。

　　如果真的沒有方向，不妨找一個偶像，以女性為例，是想要像瑪麗蓮夢露的性感？奧黛莉赫本的典雅？葛麗絲凱莉的雍容？或是現代的某一位名人？如果之前因為忙碌，失去了自己很久，先有人模仿、學習，再加上生活的調整，有未來生活的願景、目標，給自己一個機會與動機，不管白髮、黑髮或是染髮都好，接受新的體驗，給自己一

個不一樣的感覺。

從髮型開始改變是很好的選擇，就算是男性，也可以試著改變平日的習慣造型，挑個讓自己看起更有精神的髮型，髮型適合，就算不用特別打扮，也能讓人眼睛為之一亮。如果能再配合日常的頭皮按摩，精神好，頭皮健康，更能有年輕的展現。

頭皮青春按摩操

多按摩頭皮可刺激髮根、毛囊，頭髮更健康，不容易老化掉髮，白髮增生速度也會降低。

此按摩操除了讓毛囊比較健康之外，按摩時頭皮會排汗、產生熱能，亦可促進頭皮的血液循環與新陳代謝，幫助頭皮排毒，減少染髮對頭皮產生的傷害。

❶ 將頭皮分為四等分，以頭頂正中央的百會穴為中心，往眉間、兩耳、頸椎劃十字形。

❷ 用精油抹在雙手四隻手指的指腹上（拇指除外），搓一搓，產生熱度。

❸ 雙手手指以頭頂正中央百會穴為起點開始按壓。

❹ 雙手同時沿著中線往眉間方向按壓，按一下，揉一下，每一個位置壓揉約四、五下。

❺ 按壓同時閉目養神、放鬆，感覺哪裡不舒服就多按揉幾下，按到美人尖處為止。

❻ 再回到百會穴，以相同方法，雙手分開往左右兩旁耳朵方向按揉。

❼ 再回到百會穴，雙手同時沿中線往後按揉至頸椎處。

⑧ 按揉完十字型，再回到百會穴，兩手分開以放射狀按壓。

⑨ 約往前四十五度按到太陽穴，再往後四十五度按到耳後，再慢慢按完整個頭皮。

⑩ 白天工作很忙、很累時，可多按幾次，讓頭腦清醒一下。

⑪ 如果有牛角取代手指也很好，在牛角尖沾一點精油，依上述的步驟按壓頭皮。

⑫ 用精油是因為他的香氣和潤滑度，能讓人放鬆、醒腦。

整型好不好？

想留住青春，有人聰明的在衰老前就開始調理，也有人疲於生活疏於觀照自己，老態早早出現，有人曾問我「整型到底好不好？」這個問題，只能說這實在是見仁見智。

我本身是主張一切以自然為美。美，來自於生活的底蘊，生活習慣、價值觀、待人處事……，是一種經過歲月洗煉，日積月累而來的風華，自成個人專屬的姿態。每個人都有獨樹一格的美，從內而外，無人可取代，無論歲月如何無情，總能自在的當個無齡的時尚魔女與紳士。不過，人生事事無絕對。

我有一位朋友，中年遭遇婚變，先生因為婚外情而和她離婚，這對長年專注在持家育兒的她而言，無疑是一個重大打擊，生活頓失重心，也開始失去自信，一度相信是因為自己不年輕、美麗不再，所以才會失去先生。於是她去做了微整型，也開始好好打扮自己，因為恢復了些許自信，就比較積極出門參加活動，和朋友談天說笑，想法也跟著開闊，整個精神煥然一新。人變得開朗，笑容也愈來愈多，逐漸走出婚變的傷痛，更珍愛自己。

「女為悅己者容」，那位自己喜愛的人當然也可以是自己，如果

*50*歲，怎樣生活最健康
【增訂版】

整型可以讓自己快樂，更有自信，又何妨？只要不陷入病態的整型狂熱中，不要傷害自己的身體，小小的改變無傷大雅，只是要清楚自己想要的是什麼，不盲從追逐時尚，就把整型當作是再出發的儀式，更加愛惜自己，活出自信吧！

堅持做下去，就對了

為了讓自己身體更好、看起來更年輕，就一定要落實健康的生活管理，你不可能一邊熬著夜，又一邊希望自己不顯老。想青春不老，健康的身體是基石，回春秘法就是：

時時檢驗自己的生活、飲食、身體狀態。

一定力行健康生活到底。

母親是對自己很嚴格的人，對自己的養生法總確實執行，說一不二。我個人倒覺得有時小小的偷懶是可以接受的，因為對有些人來說，尤其是剛調整生活習慣的人，這樣的小偷懶反而是一種放鬆，可以帶著更愉快的心情去堅持更久。所以，先了解自己對計劃的執行力，是像我的母親一樣自我要求能力非常高呢？那麼青春的腳步自然就在近處。當然，也可以像我所說，小小的偷懶反而可以讓計劃持續更長的時間，那麼就把偷懶也列入計劃。

首先，列一個健康計劃執行表，排出優先順序。

健康計劃執行表可以幫助每天檢視執行的狀況，只要達成就打勾。例如今天完成晨起排氣操，就做個標記，一天下來完成了幾項健康功課，或者做了哪些改變，都一目了然。

找朋友或團體共同執行。

有伴，才可以彼此打氣、鼓勵，比如晨起運動，自己一人可能動力不夠，但找朋友一起，就會努力爬起來。

設定小目標與小犒賞。

以週為單位，或是以月為單位，訂個短期的目標，例如這一週要晨起散步四次以上，達成後給自己一個小犒賞，可以是一個小點心、買給自己的小禮物，或是新衣服，這樣會更有動力堅持到習慣養成。

告訴自己，歲月不待人。

五十多歲要改變習慣真的不是簡單的事，但是不要忘記自己的目標，牢記堅持之後的甜美果實，就是健康、樂活、自在的銀髮生活。

偷懶也有階段性

如果是剛開始改善、調整自己生活的初學者，身體或許已在閃著黃燈，為了自己的健康，一定要嚴格執行計劃，即使一開始只達到百分之二十或百分之三十也不要氣餒，只要持續進步中，達到百分之二十五或百分之四十，一樣給自己小小的鼓勵與犒賞，不要放棄，這時候達成的項目不算多，偷懶的想法就先想想就好。

等到可以掌握到自己狀況，執行到百分之八十或百分之九十，這時偶爾「放個假」也就無妨了。一方面是因為能執行到百分之八十，表示生活習慣已經大致養成，另一方面，健康的基楚、底子都打穩了，偶發的隨興之舉也不會有太大的失誤，而且這百分之八十都做到了，剩下百分之二十還會遠嗎？所以，先為自己的堅持拍拍手，之後休息一下也沒關係，像是給自己一個緩衝期，稍微放鬆地吃或睡，那就這麼做，相信即使某一天你想放肆一下，最後還是會回到健康的生活習慣，因為你的身體知道，充滿活力與青春的感覺，實在是太好了！

Part
3

愈測愈健康：
日常健康指數大檢測

《論語》中曾子提到「吾日三省吾身」，講的是工作、交友與學習的自省。對於健康，我也覺得需要每日「自省」，省察自己的身體、生活、飲食，包括心情。就像母親每日的排氣功課一樣，從晨起到睡前，時時刻刻注意，時間一久自然就養成習慣，也就能做到母親所說的：不帶著脹氣入眠，也不讓疲勞累積過夜，今日的疲勞今日消除。健康無毒的日常生活就是這麼簡單

*50*歲，怎樣生活最健康
【增訂版】

檢測你的健康存摺

　　這個檢測包括飲食與生活習慣，可以當作每天睡前的功課，檢視這一天累積了多少健康資產，當然也可以一週做一次檢測，不用特意去算達成的次數，如果自己在勾選時還要想一下，無法理直氣壯的打勾，心中稍有猶豫，那就表示得再多加油了。

飲食存款有多少？

□ 好好吃早餐

□ 三餐黃金比例（早三：午二：晚一）

□ 不吃宵夜

□ 餐前休息十分鐘以上

□ 餐後不睡覺、不趴著休息

□ 用餐時間至少三十分鐘以上

□ 口中食物吞下後才說話

□ 會細嚼慢嚥

□ 不亂吃零食，特別是加工零食

□ 不暴飲暴食

□ 就算晚上應酬餐宴也會節制

□ 不讓自己過餓或過飽

□ 飲食原味天然，少過度烹調或加工製品

□ 多吃當季蔬果

□ 不偏食，會注意營養均衡

□ 經常補充水分

□ 少喝飲料、少吃冰品（特別是女性）

🫐 生活存款有多少？

□ 早起

□ 不賴床

□ 不熬夜

□ 晨起做排氣操

□ 每天運動至少三十分鐘以上

□ 做宇宙防癌操

□ 不久坐超過一小時

□ 每天正常排便

□ 會安排休息的時間

□ 每週至少一次到自然環境走走

□ 不持續盯著電腦或手機超過一小時

□ 到戶外曬太陽至少二十分鐘

　　如果每做到一項就以一分計算的話，總計起來你得到多少健康存款？良好習慣的養成並非是一朝一夕可完成，很難說分數多少就該如何如何，我比較希望是跟一天前、一週前、一個月前，甚至是一年前的自己相比，或許剛開始存款並不多，甚至執行還不是很理想時給自己零點五也無妨，但隨著存款慢慢增加，即使只有一或二也是很令人開心的，就像我前面說的，定一個短期目標，再給自己一個小小的犒賞，以輕鬆的心情看待，養生的實踐不應該是生活的壓力，只有心甘

*50*歲，怎樣生活最健康

【增訂版】

情願接受改變並且能堅持下去，才能達到最佳的效果。

　　所以，當你開始願意用這個檢測表來省思自己的習慣時，那麼就應該先為自己鼓個掌，成績不理想也沒關係，先問問自己：

　　仔細回想這幾週的生活習慣了嗎？
　　可以馬上改變生活方式嗎？
　　有為自己好好吃、好好運動嗎？
　　是否不會只專注於某一種營養？
　　自己的生活有好好規劃嗎？
　　有努力想要提升自己的生活嗎？

　　如果答應是肯定的，那麼就堅持下去。當然，有一些改變是需要訣竅的，例如發現自己平常總是喜歡吃拉麵，那麼可以慢慢調整減少次數，或是先在配菜上多一些變化，因為通常拉麵的蔬菜量比較不足，也往往過鹹，那麼就加點一份不加調味的燙青菜、選擇低鹽的湯頭，或是增加堅果類的點心等，先慢慢調整，再逐步調整到不再偏食拉麵為止。

　　又或總是不在乎三餐吃什麼的人，有得吃就好，冰的、加工的都吃，太過隨便，就可從減少加工品、挑選天然的食物開始；忙碌沒時間慢慢吃飯的人，寧可吃少一點也要慢慢吃、慢慢咀嚼，因為忙碌時身體更容易疲勞，不用吃多，吃質量好的食物或營養的湯品，會比狼吞虎嚥吃下的食物更健康。

　　調整生活習慣時，要對自己稍稍有所要求，千萬不要為自己找一大堆理由，沒做到就是沒做到，沒有第二句話，不要認為自己沒時間運動、沒時間休息、爬不起來是情有可原的。凡事起頭難，健康的生活是自己想要的，要相信自己可以做到，而且一定能愈做愈好！

檢測你的慢活指數

　　在我眼中，母親的生活雖然嚴謹，但總是帶著一種自在與悠閒，她每天的工作量不比別人少，她雖忙碌，卻依然可以感受到她自成一格的生活節奏，不急不徐。母親認為，生活中的「快」字訣，會造成身心損傷，尤其是快食，會打亂胃部消化的速度，胃液分泌失衡，進而讓廢氣囤積體內，久而久之，腸胃甚至可能反彈罷工，情緒也因此焦躁不安。

你是快字訣一族嗎？

　　☐ 說話很快

　　☐ 常常打斷別人的話

　　☐ 常覺得被時間追著跑

　　☐ 吃東西太快，常常別人吃不到一半，自己就吃完了

　　☐ 常常在趕車

　　☐ 坐下來就馬上吃

　　☐ 吃飯吃一半就離席

　　☐ 覺得吃飯不用花太多時間，吃快一點好做事

　　☐ 經常趕場、趕時間

　　☐ 總是告訴自己或別人動作快一點

　　☐ 常把「快……」掛在嘴邊

　　☐ 看到別人動作慢就不耐煩或幫他做

這個檢測勾選愈多選項，慢活的希望指數愈低，對身體愈沒有好處。分數太高的人，先想一下，這種現象是暫時性的嗎？或是已成習慣？

如果只是暫時性的現象，那還好，只要多注意自己的身體，早上起來先做深呼吸，冷靜下來，不要急著起床，也不要馬上就投入緊張忙碌的工作氛圍，先好好思考一天的工作內容，輕重緩急如何分配，等這一個階段忙完，就要找時間休息放鬆，不要讓短暫的快步調成為習慣或成為生活的常態，要趕快回復生活原有的步調，盡量避免這種情況常常發生。如果這種快步調的生活是常態，那就要強迫自己先停下來思考：

願不願意用健康來支付快速的生活型態？
能不能讓自己變成慢活一族？

追求效率是現代社會中常見的生活指標，但很多人會把「高效率」和「快速」劃上等號，或許有人會疑惑，難道不是嗎？時間有限，工作只會多不會少，功課一樣要寫，活動、應酬就是這麼多，動作不快一點時間怎麼夠用？以單一事件來看好像是這樣，但實際上卻非如此。如果老闆一直趕工，主管沒有好的助手，事情都自己一個人扛起來，當然只有用健康來支付工作效率；有些人認為什麼事都要靠自己，一切都要自己來才放心，當生活缺點一一浮現，就該警覺到：要分工！分給其他人一起完成，讓他人進來一起合作。如果心中還是存有疑慮，那麼就問問自己：這樣講求「快快快」的生活節奏是以健康交換而來，很容易讓身體亮起紅燈，自己是否願意改變？

從職場退休後，千萬不要將職場上快字訣的習慣帶到生活，將生活排得太滿。不讓自己有喘息的機會這是非常不好的，退休後該有不

同的人生風景，未來的銀髮生活應該把健康慢活列入首要目標。所以，退休後的第一步計劃，就先把自己用餐的時間空下來，告訴自己要調整步調，慢慢地體驗生活，細細品味人生吧！

被照顧的長輩也需要慢活

高齡者容易疲勞，所以精神集中的時間縮短，精神容易渙散，照顧者要觀察長輩的狀況，例如昨天可能睡得不太好，那就睡晚一點再起床，不要時間到了就一直催促，即使是每日的活動也必須要有彈性變化。

其實一般人不分年齡層，也要看情況彈性調整自己的作息，如果比較疲累，就減少每日例行的運動量，或是更改運動內容，做一些比較和緩的運動，減少過於消耗的項目，等假日或充分休息，精神比較好時再補足。

設想，平常人都需要如此調整，又何況是體力比較差的長者？不要怕長輩因此偷懶。再以晨起運動為例，不一定要堅持像莊博士和我一樣每天五點出門運動，晚一點出門也無妨，高齡者的生活作息，不需要在時間上過於要求，有時候等下午或天氣好一點、精神充足時再出門也可以，唯一務必要執行的，就是一定要出門動一動。照顧高齡者，不要有那麼大的壓力，規定自己一定要如何如何，吃東西也一樣，可以看當天的氣氛來調整；生活有彈性，沒有壓力，才能真正的健康慢活。

*50*歲，怎樣生活最健康
【增訂版】

檢測你的睡眠品質

　　人吃五穀雜糧，要活動也要休息，睡眠品質的好壞，會影響一個人的身體和情緒。你睡得好嗎？先來做個小小的檢測：

🍆 睡眠檢測一：你容易入眠嗎？

□ 總是擔心自己不容易入眠
□ 躺在床上一個小時以上才睡得著
□ 睡睡醒醒，無法一覺到天亮
□ 因為胃酸逆流而睡不好
□ 會多次醒來上廁所
□ 半夜醒來要花很長的時間才能再入眠

　　檢測一所敘述的項目都是非常顯而易見的症狀。擔心自己不容易入眠，思慮過重難以成眠；需要靜躺一小時以上才能入眠（床上閱讀或滑手機不算在內）不是身體不夠勞累，就是精神不夠放鬆；時睡時醒、多次起來上廁所，或是醒來後難以再睡，造成無法長時間進入深度睡眠狀態。只要符合以上其中一項條件，基本上就算是有睡眠障礙了，而且隨著年齡增長，這些症狀出現的機率還會再提高。當然，如果前面所描述的情況都沒有發生，我先恭喜你，至少你的睡眠債務少了一半。

　　為什麼是一半？沒有這些外顯的睡眠障礙發生，只能說進入睡眠

狀態沒有太大的困難，但仍不能代表睡得好，還有一些潛藏的因素會影響睡眠品質，導致睡得再多仍然感覺疲累。不少人覺得自己很容易睡，也睡不少，怎麼可能還有睡眠債務？再來做一個檢測：

🐧 睡眠檢測二：你的睡眠品質好不好？

□ 醒來時仍然感覺疲倦、沒有熟睡感
□ 經過整夜的睡眠也無法感到精神飽滿
□ 醒來時覺得腰痛或脖頸痠痛
□ 習慣賴床，不想起來
□ 早上就會頭痛、全身無力
□ 白天覺得疲乏、缺乏集中力，總提不起勁
□ 常覺得肩膀僵硬、脖子僵硬、手部痠麻
□ 睡覺時做的夢都記得很清楚

通常擁有檢測一中所列狀況的人，一定會出現檢測二裡所描述的部分症狀，而自覺沒有睡眠困擾的人，也可能會出現檢測二的症狀，因為檢測一主要是針對睡眠的狀態提問，而檢測二則可看出睡眠的品質是否良好。睡眠的「質」不好，即使很容易入睡、睡眠的時間長，也無法達到休息的效果，身體和精神的疲累將無法消除。睡不著、難入睡當然是困擾，但即使容易入睡卻睡不好的情況，更像是潛伏在體內的健康漏斗，因長期積欠著睡眠債務，健康也隨之一點一滴流失。

睡眠品質好不好，排除生理病痛因素，其實和一個人的生活習慣有很大關係，有些習慣的養成可以幫助睡眠，也有一些不好的習慣，會讓人怎麼睡都睡不好。如果發覺自己的睡眠出現問題，先試著調整日常的生活習慣，就像母親和我因為作息正常且規律，幾乎沒有睡眠

*50*歲，怎樣生活最健康
【增訂版】

困擾；用調整日常生活來改善睡眠品質，雖然無法立即見效，但是習慣一旦養成，時間一到，該休息或該起床身體自然會記住，比起使用藥物調整的效果更一勞永逸。當然，如果未能及早覺察睡眠問題，導致症狀太過嚴重，還是要諮詢專業醫師進行徹底的檢查。

助眠的好習慣

❶ 定時睡覺，定時起床。

❷ 等到有睡意才上床睡覺。

❸ 打造適合睡眠的環境，例如安靜、舒適、通風、適溫等。

❹ 睡前做一些簡單的體操或運動，例如拉拉耳朵、抓抓背等。

❺ 「睡飽吃」好過「吃飽睡」，讓疲累的身體休息後再進食。

❻ 「早三、午二、晚一」的三餐比例。

❼ 晚餐後簡單運動，幫助消化。

❽ 白天適度的運動。

❾ 睡前泡腳。

助眠的壞習慣

❶ 白天沒事睡太多。

❷ 晚餐太晚吃或吃太多、太飽。

❸ 晚上運動過量或太激烈，讓身體太過疲累或興奮。

❹ 睡前肚子過度饑餓。

❺ 睡前情緒變化過大。

❻ 睡前喝太多水或飲料。

❼ 喝太多妨礙睡眠的飲料，如咖啡、茶，甚至可樂。

❽ 躺在床上想東想西。

❾ 躺在床上看電視或滑手機。

（有關其他助眠良方，請參考第 143 頁。）

*50*歲，怎樣生活最健康

【增訂版】

檢測你的疲勞程度

　　人到了五十歲，正是人生閱歷豐富，行事成熟、穩重的年紀，也代表不論在職場或家庭都是肩負重責的一代，更是家中經濟、精神上的支柱。當然，也因為責任重大，所承受的壓力比較重，而常常成為「疲勞一族」。

　　疲勞的形成有很多因素，且大部分的情況是同時有二至三種疲勞同時產生。

- **精神疲勞**：工作壓力大、用腦過多者常見。
- **腸道疲勞**：或是「生理性疲勞」，通常是飲食習慣不佳、作息不正常所引起。
- **體能疲勞**：運動過度或是運動不足的人常見。
- **環境疲勞**：經常處於嘈雜、潮濕或雜亂等環境所造成。

　　世界衛生組織（WHO）將人體的健康分為三個狀態，第一狀態是健康的人，第二狀態是生病的人，第三狀態則是介於健康與生病之間，約占百分之七十五的大多數人，這幾年有人稱為「亞健康」，其實這一族群正是母親口中的「疲勞一族」，也是體內潛藏著疾病或癌症因子的高危險群。

你是疲勞一族嗎？

　　□ 常常打哈欠，眼睛乾澀、模糊
　　□ 常常感冒，且不容易痊癒

□ 注意力不集中，思考不靈活，坐不住

□ 記憶力變差，經常找不到東西，或忘記約會的時間

□ 幾乎沒有休閒活動，或是行程滿滿，沒有休息的時間

□ 很多事情看不順眼，愈來愈沒有耐心

□ 脾氣變差，動不動就發火或與別人起衝突

□ 常常覺得情緒低落、心情煩躁

□ 經常便秘或拉肚子、脹氣

□ 常頭痛、頭暈、胸悶、肩頸肌肉痠痛

□ 對溫度變化很敏感，常覺得太冷或太熱

這項檢測，重點不只在於有多少項被勾選，更應該在意的是出現的時間長度和頻率。如果檢測表裡的症狀是偶爾出現，而且在睡一覺醒來、每天運動過後就能得到改善，那就只要想想最近的生活狀態，例如用「健康存摺」裡的檢測表，看看是否有哪一項需要加強或改善的地方，多加注意就好；但如果檢測所列的症狀常常發生，且久久都無法改善，那就要小心了。

「疲勞」是健康的隱形殺手，所以母親總是不厭其煩的提醒「今天的疲勞，今天消除」，疲勞不消除，會長期造成身心壓力，破壞人體免疫系統，身體容易成為癌症因子的溫床，所以今天的疲勞最好不要留到明天，如果當天無法完全消除，接下來的二、三天也要努力讓身體恢復才行，這個與健康攸關的日常習慣，一定要努力達成不可。

消除疲勞的簡單建議

精神、心緒壓力所造成的疲勞，可以先用離開現在煩心的事或工作來消解；暫時忘了一切，冷靜一下，再思考下一步該怎麼做，好好

度個假。如果無法遠行，就利用週末假日出門走走，泡泡溫泉，不用太過豪華，只要能好好享受、好好放鬆就好。或是晚餐後出門散散步，和家人、朋友輕鬆聊聊天，不要太晚回家，早點休息。

要解決腸道的疲勞，日常飲食就要努力做到「腸道健康法則」：全食主義、不偏食、多方嘗試平時少吃的天然食材；高纖、低油、低熱量；吃東西要專心；細嚼慢嚥；多補充有益菌；定期運動；生活規律等，都是保持腸道健康的良方。

至於體能疲勞，養成運動習慣，找到自己身體最舒服的方式，不要逞強從事超出身體負荷的運動，但也要在運動時讓身體出汗，心跳略為加快，肌肉有些許痠痛感才有效。而環境的疲勞是最容易被察覺與改善的，例如因為工作等因素暫時無法離開噪音的環境，平時就要多注意耳朵的保養，並且固定一段時間後要讓自己離開噪音現場，身心放鬆一下。

疲勞與體內脹氣息息相關，把體內的氣體排出，才能讓身體器官好好休息，疲勞才能順利消除（排氣消疲勞相關內容請參考第 72 至 76 頁）。

檢測你的快樂因子

　　你是快樂的人嗎？你的快樂指數有多少？生活中快樂因子的分量又有多重？

　　「快樂」雖然是一種心靈的感受與狀態，但是對身體而言，內心快樂與否緊緊牽動著健康，因為人不是無感的動物，當情緒起伏過大時，大腦會為了保護身體而做出因應的對策，內分泌、神經系統隨之開始運作，體內的臟器也就跟著受到影響。所以「你是快樂的人嗎？」，問的不只是心情，也是健康。

你是快樂的人嗎？

- □ 大部分時間都是快樂的
- □ 對於生命中經歷的人、事、物感到滿意
- □ 認同生命是有價值的
- □ 相信生命是美好的
- □ 喜歡多認識朋友
- □ 對大部分的人都會表現出熱誠
- □ 經常感到開心、興致高昂
- □ 善用時間並不困難
- □ 可以與其他人愉快相處
- □ 可以專心投入人、事或物
- □ 常常發自內心微笑

□ 對很多事都感到興趣、充滿好奇

□ 只要用心觀察，身旁總會有美好的事物或事情

□ 能力所及，幫助他人並不困難

□ 感到精神充沛、充滿活力

　　這個檢測的每個選項，都代表著一個正向思考且快樂的能量，當可以勾選的項目愈多，相信被檢測的人也會跟著面帶微笑，心情也跟著愉快起來，發現自己有這麼多快樂的因子，本身就是件讓人快樂的事。

　　用正面的角度看事情，對慢慢步入銀髮高齡的人來說更是重要。中老年是人生境遇的一大分水嶺，不只是生理上逐漸衰老的變化，心理方面需要承受的衝擊也不能小看，比如退休離開職場、子女獨立離家發展、身體愈來愈不如以往等，面對生活重心改變或失去，以及生理老化的無力感，有時甚至是對健康的巨大影響，也因此老年憂鬱並不少見。對生活、身體的轉變如何調適，如何經營自己另一個階段的人生，正面、積極、樂觀的心態絕對是最聰明的做法。

　　如果發現自己的生活缺少快樂因子，要馬上處理——處理內心的問題、讓自己好好想想，問自己：我到底怎麼了？我為誰而活？該怎麼活？為什麼會這樣子？值得嗎？同時測測憂鬱指數，正視自己不快樂這件事。

你不快樂嗎？檢測憂鬱指數

□ 做事缺乏興趣或樂趣

□ 感到低落、沮喪或絕望

□ 難以入睡、容易醒來或過度睡眠

□ 感到疲倦或精力不足、提不起勁

□ 精神難以集中，例如閱讀、看電視、做事

□ 動作或說話緩慢，連身旁的人都察覺到

□ 徘徊踱步、心緒不寧或坐立不安

□ 脾氣不好，常跟人爭辯

□ 經常生悶氣，氣這個氣那個

□ 喜歡把自己關在密閉的空間，不想出門

□ 很少跟人聊天，動不動就激動大聲說話

□ 經常整天說不到幾句話

凡事有正必有反，如果長期憂鬱指數居高不下，快樂因子也會愈來愈少，建議最好是詢求專業醫師的幫助；如果從生活調整可以得到改善，憂鬱的狀態愈來愈少，將可為自己的快樂因子添加一筆進帳，持續下去，終能遠離憂鬱，當個快樂的人。

讓快樂因子倍數成長：生活篇

生活中快樂的來源，有時是從內心獲得，有時也需要外求。

❶ **自在獨處**：當沒有人陪伴在身旁時，學會自我安排，享受獨處的時光是必要的。聽音樂、閱讀、看影片、烘焙、做手工藝，甚至跳個單人舞也可以，找到自己最舒服的狀態，可以在家裡，也可以出門走走，自己陪伴自己、教育自己，或者也可以加入宗教團體，當心中有所信仰，那麼獨自一人就不會是孤單，而是自在。

❷ **開懷交友**：多結交朋友，和朋友一起聚會、唱歌、旅遊，不同的朋友可以碰撞出不同的快樂。曾有朋友笑著跟我說，我和她是吃飯的朋友，她一看到美食就想找我一起嚐鮮，這樣

很好，因為有人想到你就是件快樂的事。放開胸懷，讓朋友走進來，有的朋友可以陪你吃飯，有的朋友可以陪妳看表演，有的朋友可以跟你談天說地，不一樣的朋友，就有不一樣的快樂。

❸ **日日大笑**：發自內心的笑容可以幫助肌肉放鬆、調整血壓，而放聲大笑更可以讓體內的免疫細胞更加活潑，增強體內的免疫力。每天尋找生活中有趣的事情讓自己大笑，可以是完成一件事情時開心大笑，也可以是看了一個笑話放懷大笑，老人家常說多笑多福氣，細心觀察、體會生活，會發現在身旁真的有許多值得開懷一笑的樂趣。

❹ **快樂學習**：「活到老，學到老」不是老生常談，其實是銀髮族快樂、健康的秘訣，也是預防失智最有效的方法。例如現在有老人的鼓隊，那些人因為對打鼓這件事感到興趣或充滿好奇，於是就走出門參與並學習，這是非常棒的一件事，而且隆隆的鼓聲可以提振精神，能鼓舞氣勢，也讓身體勞累，就沒有時間胡思亂想一些不愉快的事了。

🍆 讓快樂因子倍數成長：飲食篇

吃的食物、吃的方式，可以影響營養的吸收，同時也會影響情緒，特別是老年人和孩子。

❶ **均衡飲食**：偏食容易造成情緒不穩定，特別是不愛吃蔬菜的人情緒不穩定指數都偏高。因為蔬果類食物不足，同時也代表食物纖維攝取不足，會造成體內維生素及微量元素失衡，容易造成排便不順，這種生理上的失衡與負擔會形成情緒上的壓力，讓人易怒，也會讓人感到莫名的煩躁與鬱悶。

❷ **充分咀嚼**：咀嚼可以緩和緊張、焦慮等負面情緒，真正做到細嚼慢嚥時，也會放慢進食速度，同時把注意力放在口中的食物，可以平穩思緒。如果一個人可以堅持每餐都能優雅且慢慢地吃，充分享受吃的樂趣，很多事也就可以被暫時放下了，自然心情也能跟著平靜、愉快。

❸ **快樂食材**：多攝取含葉酸食物具有抗憂鬱作用，如蘆筍；高鈣食物如牛奶、豆腐、小魚乾、杏仁等，能夠撫慰情緒、鬆弛神經；含鎂食物如菠菜、香蕉、豆類等，可以讓肌肉放鬆。而體內鉀、鈉的平衡，除影響血壓高低之外，也會影響情緒，因鉀有助於鎮靜神經、安定情緒；相反地，鈉會使神經興奮，容易讓人靜不下來。鉀多含於植物性食物之中，而鈉則多含在動物性食物、食鹽和味精之中。

🍆 請多關心家中的長輩

面對家中長輩情緒低落也要多注意。好友的爺爺常常說自己身體這裡痛、那裡痛，在我問診後發現他其實只是想要有人陪伴，就像小孩一樣想要引人關注，如果長期漠視這個訊息，可能會造成憂鬱，甚至是失智現象。

老年憂鬱症是銀髮族快樂生活的大敵，也是台灣高齡者常見的精神疾病之一，卻經常被忽視或無視，因為很多老人家一開始就是從抱怨病痛開始，久而久之，就像放羊的孩子一樣，被視而不見了，接著就會開始抱怨孩子、埋怨人生，這樣下去是不行的。

老人家多喜歡巡頭看尾，張羅家裡的事，要給他尊嚴，隨時注意他的表情、動態。現代人因為生活忙碌，常常把老人家交給別人照顧，親情的陪伴是很重要的，就算再忙碌，每天陪伴一個小時，吃

*50*歲，怎樣生活最健康
【增訂版】

飯、散步、話家常都很好，因為他們期望子女在身邊，除了家人，再多人的陪伴都不能滿足。如果時間上真的有困難，可以給他們期待或驚喜，每天短暫的陪伴，每天都有的小驚喜，準備小點心或小禮物、小飾品，甚至是小小讚美，例如稱讚今天的帽子很漂亮，隨時想個新點子，讓老人家有所期待，都可以讓老人家安心度過晚年。

檢測你的體內環保

　　「環保與無毒」是一個整體的概念，從體內到體外，也從生理到心靈，每一個環節互相影響。一個人究竟會成為耗損健康的「聚毒」體質，或是可以充分發揮免疫功能的「拒毒」體質，都是從生活裡點點滴滴累積而成，造成兩種天差地別後果的人，不是他人而是自己。

你的身體是垃圾場嗎？

　　□ 常忘東忘西
　　□ 精神不集中
　　□ 慢吞吞
　　□ 懶洋洋
　　□ 東西容易掉落，沒力氣
　　□ 懶得動，不喜歡運動
　　□ 喜歡吃營養品、維他命
　　□ 眼花花視茫茫
　　□ 眼睛容易疲倦、乾澀
　　□ 鼻塞、鼻子癢、眼睛癢
　　□ 容易長黑斑、肉疣
　　□ 手脹腳腫行步難，雙腳常有沉重感
　　□ 咳嗽痰多
　　□ 常有口臭、體臭

□ 怕冷又怕熱

□ 感冒不斷

□ 沒胃口

□ 常常上廁所，頻便或頻尿

□ 容易便秘

□ 入睡困難

□ 睡不飽

□ 看電視就想睡

□ 每天用非天然洗髮精洗頭髮

□ 經常外食

這個檢測所勾選的項目愈多，就代表體內存在的毒素愈多，反過來看，如果勾選的項目愈少，就代表生活中的環保點數愈高。

「環保」、「無毒」的概念其實就是「自然」，回歸身體的原始需求和運作，減少不自然的添加或因素以免干擾正常運作，包括飲食、作息和心靈等方面，均以自然無壓力為優先，就能漸漸做到「環保」、「無毒」。人體本身就已經具有排毒和抗毒的本能，而之所以會變成聚毒的垃圾場，完全是因為對自己生活的輕忽所造成。想要脫離聚毒體質，讓體內有乾淨的環境，不只要時時感受自己的身體狀態，運用簡單的檢測觀看自己的生活缺失。同時，也要從「無毒十二該」做起。

提高健康點數：
無毒十二該

🍆 生理篇

❶ 該吃的時候要吃：好好吃，慢慢吃；不該吃的時候則要有所節制，才能讓體內達到健康的平衡。

❷ 該喝的時候要喝：適時適量補充適當水分，喝下符合身體所需的水量，自然就能將滯留在體內的「毒」排出體外。

❸ 該睡的時候要睡：睡眠時是人體器官修復的最佳時刻，也是對健康最具有影響力的運作，讓身體可以在充分休息中排毒。

❹ 該動的時候要動：活絡體內循環代謝，將毒素排出；運動需要持續，不能偷懶，懶人容易被病痛找上門。

🍆 心理篇

❶ 該玩的時候要玩：排定玩樂、休閒的計畫，讓精神狀態可以有重設的空間，排出精神的毒素，留下活力無限的健康身體。

❷ 該放的時候要放：懂得放下，給自己心靈自由，是養生之道

中相當重要的一環，宗教和藝術可以讓積散不去的心中之毒找到排解的出口。

❸ **該笑的時候要笑**：笑口常開可降低體內壓力荷爾蒙，多培養或運用幽默感，讓自己和周圍的人能笑口常開，身心愉快又健康。

❹ **該哭的時候要哭**：該哭不哭，忍久了會得「內傷」，也會從身體誠實地反應出來；有節制的哭有益健康，整理思緒後再重新出發。

🍌身心篇

❶ **該排的時候要排**：排出體內代謝的廢物，也要排除心靈的壓力，「拒毒」不「聚毒」。

❷ **該休息的時候要休息**：休息是預防身體過度勞累的不二法門。在工作的空檔閉目養神，只要短短幾分鐘就可以讓身體更輕鬆。

❸ **該慢的時候要慢**：隨時調整快慢之間的平衡，不要一味急躁求快，放慢生活的腳步、飲食的腳步、人生的腳步，就能放慢身體老化的速度。

❹ **該做的時候要做**：不論是健康方面的身體力行或是多變生活的應變處理，都可讓生理或心理的毒無所遁形，無法在體內作怪。

（詳細內容請參閱《莊靜芬醫師的無毒生活》，莊靜芬醫師著，晨星出版社出版）

Part
4

━━━━━━━━━━━●━━━━━━━━━━━

與身上的病痛共處
——天天都有好心情！

當自己的家庭醫生

　　年輕時身體不舒服咬個牙就撐過去了，再不行，看醫生、吃藥，最多休息個幾天就再度生龍活虎。但是人近老年，對於身體上的病痛，未必是老化現象，不少人就先開始沮喪，心裡想著：「因為我老了，身體不行啦！」、「這腿愈來愈不中用了，年紀大就是沒辦法！」或是還有一些人，對於身上出現的不適徵兆認為是正常老化現象，不用太過在意，反正人老了就是會這樣。這兩種極端的反應，對於高齡者來說，都不是面對身上病痛的良好態度，一種過於悲觀，另一種則過於忽視，同樣都是對年老退化逃避的心理，不值得鼓勵。面對老化，了解永遠優於無知，積極面對永遠優於消極逃避。

　　每個人都是自己身體最親密的伙伴，母親常說要傾聽身體的需求，只有自己才能聽到來自身體的第一手消息，也才能以最快的速度反應調整。例如最近都睡不好，那麼就要開始思考最近的生活是否有變化？是不是吃太快，或者脹氣沒有順利排除？自己就像是最貼身的家庭醫生一樣，在症狀開始出現時就應該馬上覺察，才能在症狀累積惡化前及時處理。

🍆廚房即藥房，無處不是健身房

　　母親主張「醫食同源」、「廚房即藥房」，現在我還再要加一條「無處不是健身房」。經常傾聽身體需求的人，就能將損傷降低或消滅於無形。從飲食上調整，再配合運動、正常作息，效果會更好。例

50歲，怎樣生活最健康
【增訂版】

如吃多了睡不好，那麼晚餐就減量或準備易消化的食物，接著飯後散步、客廳做操、床上睡前排氣，然後提早安靜休息。以食物為藥材，搭配隨處可以進行的按摩、運動，很快就能改善睡眠問題，而對於沒有運動習慣的人，可先養成「健身房在我家」的概念，即使不出門，只要有空閒的時間就動動身體，一樣能養成運動習慣。

🍆預防先於治療，日日健康

像母親平日堅持各項生活細節，就是日常預防；一察覺體內有脹氣就開始運動，快速將氣排出，不讓廢氣留在體內作怪，這是防微杜漸。等到不得不求助醫生時，病痛已經上身，就需要花更多的時間和氣力來修復，這是最不聰明的。「預防為上，防微杜漸為中，病痛上身為下」，預防勝於治療，就算是年老必經的路程，也還是能知己知彼，減緩年歲帶來的殺傷力。所以，瞭解高齡者要注意的健康問題，才能更加坦然以對，日日健康樂活，天天都有好心情！

要知老，但不能認老——
高齡要注意的健康問題

老化是自然現象，只是有人快、有人慢，有人嚴重、有人無感，差別在哪？就在於知不知老。當年紀漸長，在初老症狀剛開始或尚未出現之前，如果能有所警醒，馬上採取行動改善，就能更積極處理身體的老化反應。我們不需要認老，但不能不知道自己即將要面對的健康問題。

視力退化

如果開始覺得家裡的燈光太暗不夠亮，而身邊的人都沒有這樣的感覺，或是看東西看不清楚、眼睛常有模糊感，需要多眨幾次眼睛；看書或看報紙一會兒就眼睛酸澀，甚至要拿遠一點才看得清楚，那就表示眼睛開始出現老化現象。

視力退化是有跡可尋的，眼睛的老化速度與如何使用眼睛關係很大，以現在高度使用電子產品的情況來說，四十歲開始，視力就可能會開始出現前面所說的退化情況，五十歲開始出現更嚴重的老花眼，六十歲之後白內障、青光眼、黃斑部病變的機率大幅增加，如果再加上患有會引起眼睛病變的慢性病，如糖尿病、高血壓等，視力惡化的情況就會更嚴重。

*50*歲，怎樣生活最健康
【增訂版】

保護眼睛要及早開始

眼睛是靈魂之窗，台灣近視率一直居高不下，加上現代人的生活與 3C 產品密不可分，連銀髮族也愈來愈多人加入 3C 一族，致使眼睛發生病變的機率非常高，近年來更有年輕化的趨勢；換言之，眼睛問題不只有高齡者才需要注意，保護眼睛愈早開始做愈好！

❶ **可多從事戶外運動。**運動時血液循環加速，同時也活絡了視神經，尤其當在戶外運動時，眼睛可看遠處風景，也會看周遭環境，有助於眼部運動。

❷ **適量休息，不要讓眼睛過累。**最好的方式就是大約每五十分鐘就要讓眼睛休息五至十分鐘，高齡者眼睛調節反應的時間拉長，更容易疲累，最好三十分鐘就閉眼休息或起來走動看看遠方。

❸ **每天讓眼睛望遠放鬆。**看遠方時，因為睫狀肌不需用力，眼睛會比較舒服；望遠的距離至少要看六公尺以上的目標物，拿掉眼鏡效果較好，望遠的同時每隔六秒要眨一下眼睛。

❹ **避免陽光及強光照射眼睛，且不要長時間使用 3C 產品。**紫外線會傷害視網膜，所以陽光過強時儘量不要出門，不然就一定要戴上太陽眼鏡遮陽，降低罹患白內障的風險。在強光的環境下，也要注意強光對黃斑部的傷害，尤其是千萬不要關燈看手機。

❺ **多吃護眼食物**，如胡蘿蔔、菠菜、番薯、花椰菜等含有 β-胡蘿蔔素的食材，可以預防夜盲症、乾眼症；藍莓、櫻桃、紫甘藍菜、茄子、洋蔥、桑椹等，多花青素，可促進眼睛視紫質的生長；最近熱門的葉黃素和玉米黃素，可以保護黃斑部免於受到藍光傷害，在枸杞、玉米、南瓜、芥藍、蘆筍中可以吃到；還有鮭魚、鮪魚等高脂魚，以及核桃、松子、葵

花子、亞麻仁籽、紫蘇籽、藻類等，富含具有保護視網膜神經節細胞功能的 Omega-3，可以降低老年性黃斑部病變的發生率，減少發生乾眼症的機會。

❻ 定期做眼睛健檢。 四十歲以後，就要開始定期做眼睛的相關健檢，如果沒有問題，一、二年追蹤檢查就可以；從五十歲開始最好是每年定期檢查。

眼睛冷熱消疲法

用冷、熱敷交替的方法，幫助眼睛四周的血液循環暢通，有助於消除眼睛疲勞或黑眼圈。

❶ 準備毛巾或棉花。

❷ 熱水將毛巾加熱，約手可拿取的溫度即可。

❸ 覆蓋在眼睛上，從眉毛、眉骨、眼窩、眼球到下眼瞼。

❹ 直到熱度下降後，再以冷水浸泡擰乾。

❺ 重複❷的動作。

❻ 熱敷、冷敷交替重複十次。

方便的養眼法

市面上出現拋棄型眼睛熱敷貼，當眼睛疲勞又不方便熱敷時，確實是不錯的選擇，不過還有更簡便的方法，就是用手掌為眼睛加溫，雖然效果有限，但同樣可以讓眼睛不過累。

❶ 雙手洗淨擦乾。

❷ 兩掌掌心用力搓熱後，輕輕蓋住眼窩、鼻骨、將眼睛包覆住。

❸ 讓手掌的熱度傳到眼球，閉眼動動眼球。

❹ 等不熱時重複搓手、熱敷的動作。

⑤ 約重複五、六次，閉眼休息，利用溫熱幫助眼睛休息。

⑥ 搓手動作還可以讓手機族同時護眼又護手。

🔘 聽力減退

　　因為老化造成的聽力減退，是以漸進的方式慢慢發生，過了四十歲之後，聽力就會以相當緩慢的速度衰退，大約是每十年減低五到十分貝，到了六十五歲左右才會出現明顯的「重聽」現象。這種衰退情況會同時發生於雙耳，如果在沒有外力的因素下，很明顯單側耳朵聽力受損，就可能是疾病引起，需要就醫檢查。

　　聽力退化對人的影響，不只是單純的重聽或聽不到而已，聽力會直接影響人的反應，當耳朵聽不清楚，頭腦的反應也跟著變遲鈍，腦部接收外界刺激的管道受到阻礙，語言能力也會跟著退化。根據約翰霍普金斯大學（JOHN HOPKINS UNIVERSITY）的醫學研究顯示，每十分貝的聽力衰退，會使罹患失智症的風險明顯提升百分之二十七。所以，聽力的強化與刺激，相形之下就更重要了。

強化聽力，耳聽八方

　　晨起運動時學習聆聽各種聲音，認真聽、仔細聽，一方面能訓練聽覺，同時也能刺激腦部對各種聲音的反應與連結。

❶ 選擇戶外或公園較無車聲吵雜的環境。

❷ 利用早上運動時，用心傾聽周圍環境的聲音，如自然的風聲、枝葉搖動的聲音、蟲鳴或水聲等等。

❸ 聽的時候，找個地方停下來，把注意力集中在聽覺，心也會跟著靜下來。

❹ 每天挑個時間，至少五到十分鐘聽聽看看，放鬆眼球的同

時，也訓練自己的聽力與腦力。

耳朵要好好保護

❶ 不要亂掏耳朵，適當的耳垢可以保護耳朵避免受到感染，除非造成栓塞現象，才需要請耳鼻喉科醫師協助清理。

❷ 有水進入外耳道內，將進水那邊的耳孔朝下，按壓耳珠可以幫助積水流出。

❸ 定期接受聽力檢查。

❹ 少吃高油、高鹽、高熱量、高膽固醇食品，多補充可提供內耳組織細胞的營養素，例如維生素 B_6、B_{12} 等 B 群，以及鋅等多種微量元素。

❺ 高血壓、糖尿病、高血脂以及心血管疾病患者聽力容易受損，一定要按時服藥，可減緩聽力退化。

❻ 咀嚼愈充分，愈能刺激半窺管（也會幫助耳垢排出），也有助於聽力。

❼ 正常作息，少熬夜，睡眠要充足。

❽ 避免處在高分貝噪音的環境，包括家中的電視、音響、收音機等不要開太大聲，耳機的音量更要注意。

耳朵按摩

透過壓力變化，讓耳朵受到平常不會有的刺激，以幫助聽覺發展。

❶ 頭略微抬高，雙手先向左右伸直，再曲肘平舉，將手掌放在耳朵處。

❷ 用手掌將耳廓從後往前用力按壓，盡量壓緊，往前轉三下，往後轉三下。

❸ 深吸一口氣，再用力吐氣，吐氣的同時放開雙手。

❹ 重複以上動作十次。

❺ 之後雙手中指將左右耳洞填滿，會聽到「嗡——」的聲音。

❻ 聲音穩定後（約三秒），再將手指快速拉開，也重複十次。

❼ 進行耳朵按摩時，如果感到不舒服或者會痛，可能是因為有耳垢或不習慣的關係。持續做後若還是不舒服，最好到耳鼻喉科檢查一下是否有什麼疾病，檢查後沒有問題就持續做，可以強化耳朵的敏感度。

🍆 胸悶

高齡者感覺到胸悶、呼吸困難，或偶爾伴隨胸痛時，先不用太過恐慌，雖然可能是心血管出問題，但也可能只是長期駝背，導致胸肌痿縮而引起的胸悶。

骨質疏鬆或是姿勢不良都會導致駝背情況愈來愈嚴重，加上老年免疫力降低，容易過敏咳喘，將背打直的機會就更少，久而久之，胸肌受壓迫，肺活量下降，呼吸變得短而急促，胸悶的症狀也會愈來愈嚴重。另外還有一種情況，因為高齡腳力、腰力衰退，常常需要手部用力來支撐動作，像是起床、站起或坐下等，當手部用力過度也會拉扯胸肌，造成胸悶痛的感覺，這一類的胸悶，只要稍稍休息，通常都能很快消除。

拉直脊椎解胸悶

非心血管疾病造成的胸悶較容易解決與輕鬆預防，但更需要毅力執行。除了多運動，強化腳力、手力之外，更要隨時注意姿勢，這類胸悶比較多是因為習慣性問題，像是坐沙發時背容易彎曲等，可以參

考第二章「不久坐，拒當駝背俠」內容。下面這個動作很適合高齡者用來伸展背脊、擴展胸肌，減少胸悶症狀，或是矯正和預防駝背。

❶ 靠牆壁站立，雙腳微微打開站穩，兩手自然下垂，貼著牆。

❷ 手掌朝前沿著牆往兩側拉開舉起。

❸ 慢慢往上升至頭頂上方，略用力向上伸展。

❹ 每天花五至十分鐘，有時間就做，一天至少一至三次。

❺ 因為是和緩型運動，飯前飯後都可以做，不用太過拘泥，也不需要固定時間。

❻ 之所以要貼牆站，是為了向上伸展時有個依靠，對高齡者而言比較穩妥，不容易跌倒。

需要留心的胸悶反應

高齡者心血管功能較弱，胸悶也可能是心臟或血管出問題，像是心絞痛、主動脈剝離等疾病就必須小心。因此，當胸悶的症狀、次數和頻率出現下列情況時，最好儘快就醫檢查。

❶ 胸悶的感覺愈來愈無法忍受。

❷ 發作的次數愈來愈頻繁，間隔時間也漸漸縮短。

❸ 出現跟過去不同的症狀。

❹ 休息後仍無法舒緩。

🫘 骨質疏鬆

四十歲以後，不分男女，體質密度都開始走下坡，骨質也跟著慢慢流失。隨著年紀漸長，鈣質攝取不足、運動量減少、日照時間過短等因素影響下，骨質補充的速度追不上流失速度，骨骼的新陳代謝失衡，骨質就會愈來愈薄，接著開始出現空隙、孔洞，逐漸演變成「骨

質疏鬆症」，由於整個過程都在骨頭內悄悄地進行，不容易被察覺，所以「骨質疏鬆症」又被稱為「無聲無息的流行病」。

儲存骨本要趁早

　　母親在九十多歲骨折後仍可以自行癒合，多得歸功於她平日的養生成果，但她畢竟還是吃了不少苦頭，以她老人家身體狀況還不錯的情況下都尚且如此辛苦，更何況不重視日常養生及骨質補充的人？特別是停經後的女性，每五至十年，骨質就流失約百分之二至三，要趕快儲存骨本，否則一旦骨質開始疏鬆，狀態將無法回復，只能努力使其不再惡化而已，因此最好從年輕就開始強化骨質，才能應對老年骨質的自然流失。

存骨本四要方

❶ **飲食**：均衡飲食，不偏食，多吃富含鈣質及維生素 D 的食物，例如乳製品、海鮮類、海藻類、黃綠色蔬菜、豆類、黑木耳、枸杞等。女性也要多補充含植物性雌激素的食物，例如黃豆及黃豆製品、山藥、多穀類食物等。

❷ **運動**：走路是最適合高齡者增強骨質密度的運動，用稍快速度走效果會比較好，每天至少走三十至六十分鐘，也有助於提升肌耐力及身體靈活度，減少跌倒的機會。

❸ **生活**：不熬夜、少菸酒、不喝過濃的咖啡和茶等含咖啡因的飲料、定期檢查骨質密度。

❹ **日照**：日照可以幫助體內合成維生素 D，每天曬太陽十五至二十分鐘就可以達到補充維生素 D 的效果。

曬太陽的方法

現代人對太陽真是又愛又恨；人需要陽光、需要日照，又怕傷害眼睛和皮膚，因此，學會如何正確曬太陽是件非常重要的事。

❶ 日照的最佳時間是早上十點前或傍晚四點左右，冬天上午可延至十二點前。

❷ 讓皮膚直接接受日照，手、手臂、臉和脖子等部位，冬天露出機會較少，日照時間要長一些。

❸ 最好走到戶外曬太陽，在室內隔著玻璃曬太陽沒什麼作用，日照透過玻璃，其中部分光線會被過濾，效果將大打折扣。

❹ 每天至少享受二十至三十分鐘的日照，要戴太陽眼鏡，不要讓眼睛直接曬到太陽，以悠閒的心態看風景、曬太陽，保持好心情，放鬆保骨本又幫皮膚殺菌，一舉數得。

骨質流失的警訊

骨質流失雖然無聲無息，但仍有一些徵兆。當手中物品開始出現容易掉落情形，且頻率變高時，就要注意了。骨骼之間有韌帶，動作時會牽動旁邊的肌肉，若骨質硬度不夠，肌肉容易萎縮，因此容易掉落手中的物品。手沒力氣拿不牢，有可能是骨質開始流失的徵兆，接著關節容易扭傷，再嚴重就是走路無力、容易跌倒，高齡跌倒十分危險，要提高警覺，當然也可能是其他因素造成手沒力氣，無論如何，這些都是身體發出的警訊，最好馬上做進一步的檢查，找出原因。

退化性關節炎

骨質疏鬆也可能是退化性關節炎的開始，甚至在骨質問題還沒被察覺的時候，就可能因為關節過度使用，骨質還來不及補充，關節軟

骨承受的壓力增加，長久下來，造成磨損日重，開始出現疼痛。

　　高齡者軟骨修補的能力變弱，往往趕不上磨損的速度，如果常常覺得這裡痛那裡痛，尤其是關節部位感覺痠痛無力，那就要注意骨質補充和關節保養，避免引起退化性關節炎。

　　身體只要有關節的部位，像是膝蓋、腰椎、頸椎、手指關節、手腕和髖關節等，都有可能會發生「退化性關節炎」，有人說這是正常的老化現象，但平常多重視骨質補充與關節保養，也可以讓症狀發生的時間延緩，或是減輕疼痛不適的程度。

保養關節從小細節做起

　　一開始感覺到關節處疼痛不適，除非是特別會忍痛的人，不然應該還只是關節軟骨剛出現軟化、磨損的狀況，這個時候要趕快加強關節的保養，減輕損傷，讓軟骨修復。保養關節並不難，只要從日常生活做起，最好在關節尚未出現狀況前就開始。

❶ **適度和緩的運動習慣有助於強化軟骨，增加關節滑液流動的頻率。**快走是高齡者強化骨骼及關節最好的運動之一，不要過於激烈或是太過疲勞的運動，這種方式對關節的傷害反而更大。母親常常鼓勵阿嬤在睡前、起床後要動動身體，因為關節疼痛和體內脹氣、運動不足有關，老人家更要多動。如果習慣爬山運動，要充分暖身後再往上爬，最好同時戴護膝保護膝關節。

❷ **經常按摩關節處。**退化性關節炎通常發生在手指頭、膝蓋和腳趾頭處，多按壓關節處，有助於活絡關節的血液循環與神經。

❸ **注意關節保暖。**高齡者的血液循環較差，關節處容易受寒痠軟，就算是夏天在冷氣房也要特別注意，必要時可配合按

摩、熱敷，幫助關節處解乏。

④ **控制飲食與體重**。過於肥胖的人，關節處承載的重量較重，也就更容易損傷，所以飲食少油、少糖，多纖維，少偏食，讓體重維持在標準之內，可以減少關節的壓力。

⑤ 避免提過重的物品或長時間維持固定姿勢，尤其是蹲跪姿勢，也要減少上下樓梯的次數。

⑥ 挑選彈性較好的鞋子，幫助走路時吸震。

手腳關節活絡按摩法

任何時候都可以進行關節按摩，特別是長時間看電視或等待的時候，多按摩關節處可以避免關節硬化，而按壓手指及腳趾刺激末梢神經，同時也可以活絡腦力。

手部按摩

① 先以右（左）手食指、拇指、中指按壓、搓揉左（右）手關節。

② 依序從小指或拇指開始按摩，重點是每一個指節處都要按摩到。

③ 接著按摩手腕及肘關節，被按壓的關節處要放鬆。

④ 按壓的手指要稍微用力，直到有發熱的感覺才行。

⑤ 特別痠痛處可以多按幾下。

⑥ 換手按摩，重複上面步驟。

⑦ 雙手都按完後，雙手放鬆輕輕甩動。

腳趾按摩

① 需脫鞋進行，赤腳更好，站著或坐著都可以。

❷ 以左（右）腳腳跟按壓右（左）腳腳趾間的凹陷處。

❸ 從拇指開始慢慢往小指方向輕壓。

❹ 被按壓的腳趾要著地。

❺ 左右交換重複上述步驟十次。

❻ 最後再用手指輕揉每隻腳趾關節直到痠痛消失。

女性更要愛護自己

女性由於受到雌激素與生產因素影響，在更年期停經之後，骨質疏鬆與關節退化的機率都遠高於男性，據統計，女性罹患「骨質疏鬆症」的比例平均高出男性六到八倍。

關節炎的患者也以女性居多。生產過的女性骨盆較寬，髖骨關節本來就容易有外移不正的情況，而且女性的骨架較小，關節所需要承受的重量相對重了許多，如果再加上肥胖因素，關節的壓力就更沈重了。此外，大部分女性會負擔較多家事，尤其是清潔、收拾地板等常需要或蹲或跪的動作，腰部及膝關節因此更容易受傷。

大部分五十歲的女性正歷經更年期，更年期過後馬上又得面對骨質疏鬆與關節退化的問題，身心都是煎熬，所以相較於男性，女性要更早開始預防骨質疏鬆症與退化性關節炎。

四頭肌強化運動

強化大腿四頭肌的肌耐力可以減輕膝關節的壓力，建議日常多做這項運動，可預防膝關節退化，特別是女性朋友，一定要趁早開始訓練。

❶ 先挑選合適的椅子：有靠背，坐在上面時，腳底踩平，大腿與小腿呈九十度角最理想，過低可以加椅墊將身體墊高，過高腳底無法平踩地面則較不合適。

❷ 深坐，讓背部可以挺直的靠著椅背。

❸ 先以一腳呈九十度踩地當支撐點。

❹ 另一腳腳尖朝上，盡量平舉至與地面平行的高度，然後上下輕輕擺動約二十至五十下。

❺ 擺動的幅度不需要太大，可以感覺到大腿肌肉痠熱就對了。

❻ 剛開始不用太過勉強，腳先不用舉太高，當感覺到肌肉痠熱時，再多撐一下就換腳重複上面的動作。

❼ 左右腳交換各五次（或視個人情況而定，慢慢增加次數）。

❽ 最後雙腳踩地，腿輕輕互碰約十至十五下，幫助大腿肌肉放鬆。

高齡者起床前要先「自摸」

早上起床不要太快起身，動作過猛容易閃到腰、傷到關節或拉傷肌肉。醒來在床上除了進行壓診、觸診或排氣操之外，要先動動關節，腳動一下，手動一下，身體動一下，再全身上下自摸一下，從頭、臉、身體、手、腳到後背，都充分動一動，等身體暖和不僵硬時再下床。

腸胃障礙

我的阿嬤有一口好牙，高齡八十依然能嗑瓜子，在她那個生活條件並不富裕、營養不充足的年代，真的是不簡單，可惜她不愛吃母親為她準備的少油低鹽養生餐，一坐到餐桌旁就沒什麼胃口，還會像小孩一樣鬧脾氣不吃。因為吃得少，再加上年紀大了，腸胃蠕動比較慢，所以食物停留在消化道的時間過久，阿嬤就常受脹氣與便秘所苦。

為此，母親總是想盡辦法在餐桌上變花樣，讓阿嬤多吃一些，結果阿嬤每次吃飯，餐桌上的食物都很精采，各式菜色都有，包括點心、水果、飲料，當然也有阿嬤愛吃的乳酪。有時連食物擺盤、餐桌布置也十分考究，再加上輕言細語勸說阿嬤多吃幾口，孫子們陪著一起用餐，真的是絞盡腦汁、費盡心思，總算讓阿嬤胃口有所改善。母親的用心我們都看在眼裡，我後來也喜歡將食物擺得賞心悅目，甚至和母親一起用餐時還會帶著獻寶的心情，將一桌食物精心布置，母親點頭稱讚一句，她吃得高興，我也吃得開心。

老化從腸胃開始

俗話說「民以食為天」、「吃飯皇帝大」，早先是指吃得飽最重要，時至今日，吃飽已不再是問題，重要的是吃什麼、怎麼吃，才能吃得滿足飽腹的需求，又能得到健康的活力，而這一切，決定於胃腸道是不是能正常地發揮作用，暢通無阻。所以一旦出現食慾不振、脹氣、便秘、腹瀉、消化不良等腸胃性障礙時，就表示體內狀態已嚴重失衡，廢氣囤積導致消化障礙，是身體需要大整理的時刻，也是身體老化的開始。

因此，母親為了阿嬤的食慾不振傷透腦筋，不只是擔心營養夠不夠的問題而已，更害怕的是一起伴隨而來的脹氣問題，脹氣是萬病之源，也是癌症之始。像阿嬤一樣的高齡者，很容易陷入一種情況——因為消化力變差，所以吃得少；吃得少沒體力，就不想動；結果胃腸少了食物與運動的刺激，蠕動又變慢，更讓人沒有胃口，就此成了一種非常危險的惡性循環，折損著健康，也容易讓人失去活力與青春。

五大腸胃障礙類型

老年的腸胃障礙，有可能是機能衰退引起的不適，其實決定腸胃

好壞的元兇，通常是個人的生活與飲食習慣，習慣可以讓腸胃比實際年齡更健康，但也可能讓它的負擔更重。

❶ **行程排滿滿**：有些老人家習慣讓自己忙碌，即使退休，事情還是一件接著一件，沒有辦法好好休息。那邊講一講，這邊說一說，朋友這裡聊聊，子女那邊看看，結果回家就趕著吃飯，連吃飯時也在想等一下要去哪裡，根本無法專心，深怕讓別人等不好意思，就急著趕往下一個行程。

❷ **常常吃太飽**：有些人吃太飽，是因為美食當前，想說多吃兩口沒關係，結果品嘗個一、二口不過癮，就再多吃三口、四口，最後就變成半碗、一碗，等停下來時早過量了；還有些人是因為怕浪費，看不得食物剩下，撐著肚子也要吃光，結果常常是整天脹著肚子。

❸ **總是碎碎唸**：有些人悶了一天，就等著家人回來吃飯，好不容易聚在一起，白天隱藏在心中的不滿一股腦傾吐出來，一邊生氣、一邊埋怨、一邊吃著飯；有時心情不壞也忍不住唸東唸西，邊吃飯邊碎唸；還有人雖然不會碎碎唸，但是會悶著氣吃飯，把不愉快跟著飯一起吃下肚。

❹ **凡事快快做**：不管行程滿不滿、是不是還有很多事要做，總認為做事情是愈快愈好，連吃飯也很快，覺得動作太慢是浪費時間的事，看不慣拖拖拉拉，受不了慢慢來。

❺ **挑食問題多**：老人家常常會挑食，因為覺得自己年紀大了，想吃什麼就吃什麼，不用人管，想著吃過鹽都比別人吃過的米多，活到這個歲數，連吃什麼都做不了主，那不是愈活愈回去了？而且自己的身體自己最清楚，怎麼會有問題？還有些人吃不到想吃的就東西乾脆不吃，也有人看這個也不想吃看那個也不想吃，結果吃得愈來愈少。

50 歲，怎樣生活最健康
【增訂版】

你是前面所說類型的其中之一嗎？檢視一下自己的生活型態，看看自己的習慣和心態，是不是容易讓腸胃障礙找上身，如果是，就要趕快對症下藥，而這藥不需外求，就只要你願意調整與改變。

❶ **安排生活並沒有錯，但不能讓自己的時間安排太滿，更不要被時間所安排。**一天不要做太多事，為了健康要有所取捨，挑重要的一、二件事完成即可，不要讓自己太過忙碌，該做的事情先做，該吃飯的時候，更要好好吃。吃飯最大，用餐要安排一至二小時，從餐前的休息到三餐吃什麼都要好好規劃，不要把三餐當作行程表上可以被犧牲的選項。

❷ **常吃太飽的人要節制食量，不要一下子吃太多，放慢速度吃**；也不要因為太好吃，就無節制的吃；更不要怕浪費勉強吃，就算在外也要放下顏面，寧可打包回家慢慢吃，也不要硬撐吃完。在家更該如此，從準備的量上就要控制，吃八分飽就好，五分飽也不嫌少，如果再多吃二口就覺得飽，最好馬上放下筷子，不要想剩不到半碗，就硬撐吃完，一次二次還沒感覺，久了會造成腸胃負擔，脹氣、消化不良的問題就馬上浮現了，寧可學著做厚臉皮阿婆、阿公，也不要欺負自己的腸胃。

❸ **吃飯時要暫時放下一切，專心吃飯，不然吃了問題更多。**在餐桌上叨叨念念，吃飯同時也一起吃空氣，對自己不好，連同桌吃飯的人也不好過。情緒在餐桌上亂飛，吃進肚子裡的究竟是食物還是怨氣與煩躁？人生走到這個地步，要什麼都放下，就因為見多識廣，才更有包容的胸懷；想和家人多拉近關係，碎碎唸絕對不是表達關心的好方法，沒有人喜歡被批評或埋怨，這樣即使是山珍海味上桌，也會因為腸胃障礙

而無法好好吸收，反而更不舒服，還可能賠上健康，太不划算了。

❹ **個性急躁的人，連吃飯也求快速，原本就容易有腸胃障礙，年紀愈大問題更形惡化。**要慢慢來，Slow down，不要太急，慢慢體會每一個時刻。嘴中的食物，要慢慢吃、細細咀嚼，從用餐開始放慢速度，要求自己每一口都多咬幾下，二十下或三十下都好，再來連咬的速度也放慢，每嚼一次都像在品嘗全世界最美味的食物一樣才有意思，腸胃也可從快節奏的疲累中解脫。（參考第二章正確咀嚼法第 61 頁）

❺ 偏食營養不均衡，或是吃太少營養不足，**最需要以少量多餐、簡單烹調、重視食物品質、菜色多變化和創意料理組合的方式來吸引用餐，**例如桌上準備六、七道不同營養的菜餚，不管是偏食或沒胃口，都至少要求吃個幾口也好，不怕吃少，就怕沒吃、都不吃。

高齡護胃腸飲食重點

❶ 用餐時間要安排一至二小時，從餐前休息，到三餐內容都要好好規劃。

❷ 吃七、八分飽就好，即使只有五分飽也不嫌少。

❸ 吃飯時要暫時放下一切，專心吃飯。

❹ 慢慢吃，細細咀嚼，每一口都要多咬幾下。

❺ 少量多餐、簡單烹調、重食物品質、菜色多變化，不偏食。

❻ 不好消化的食材少吃，或是剁碎、煮爛、打成汁後適量食用。

🍆 不好睡，睡不好

高齡者睡不好有很多種可能，有些是因為無聊、孤單、孤獨、恐慌，或兒女不在身邊、怕一睡不醒等等，所以會焦慮、害怕。在這種情況下，最好的解決方法當然就是兒女可以陪伴在旁，在睡前一邊聊天、一邊按摩，不一定要很專業的按摩，只要揉揉手、壓壓背、按按腿，讓他完全放鬆，感覺有人陪伴，安神同時也能幫助入眠。

輕鬆按壓幫助入睡

睡前按摩有助於入睡，當然也可以是夫妻在睡前互相按摩，或是自己做睡前按摩。不一定要特別的步驟，如果有熟悉的按摩方式，不需要再努力回想的按摩也很好。不然就只是按摩自己覺得痠痛的地方也可以，不用一直想著步驟一、步驟二，不要有壓力，只要拍打或以手指按壓，找自己舒服的方式進行就可以。舒服後容易放鬆，只要讓痠痛緩解，身體自然變得柔軟，且按摩會讓身體微熱、溫暖，也有助眠的效果。

多看多動少思慮

有些人是因為白天沒事可做，體力消耗不夠，或是白天睡太多，到晚上自然就睡不著，如果是這樣的情況，可以在白天多出門交際，和三五好友唱唱歌、聊聊天、當當志工都可以。對於平時思慮太多的老人，總是抱怨孩子不在身邊，沒人搭理自己，或看不慣許多事，不妨去老人醫院看看或者做些社會服務，看看別人是怎麼過日子，同時思索自己所擁有的，心態會較為平衡；多出門看看，就不會聚焦在自己不滿的地方，也不會一到晚上就唉聲嘆氣，愈想愈睡不好。

還有一種情況是因為晚餐太晚吃或吃太飽，那就需要動一動，飯

後到附近散散步，做做簡單的運動，拉拉耳朵，或是做宇宙操也可以，幫助消脹氣，睡前再做一做「睡前除氣法」（參考第75頁），減輕身體負擔，也就比較容易入眠。

梳頭、泡腳可以助眠

阿嬤有一頭長髮，睡前會仔細地慢慢梳理頭髮，等到她老人家滿意了才安心入眠，母親總說阿嬤梳頭的動作是很好的頭部和手部運動，對老人家而言非常好。因為梳頭時，從頭皮開始就是頭皮按摩，手臂必須舉高，手腕握著梳子轉動、微微用力，順著頭髮往下梳，手臂也需要由高到低，上下運動，所以梳頭可說是從頭部、手腕到上臂的運動。睡前梳頭，除了按摩放鬆頭皮之外，也可以是一種入睡的預告，慢慢梳理、慢慢放鬆，享受梳頭的感覺，可以對著鏡子欣賞鏡中的自己，告訴自己今天又過了美好的一天，也可以不照鏡子閉目享受，準備一夜好眠。當早晨醒來梳理頭髮時，梳頭的動作又為一天揭開序幕，把自己打扮整齊，開心過生活。

睡前泡腳對高齡者而言，不只助眠，更是一種效益極佳的養生方法。腳是人體中結構最精細的部位，結構雖小，但卻由五十二塊骨骼組成，佔了全身骨骼數量的四分之一；再加上每一隻腳有三十三個關節、一百多條肌腱韌帶和數不清的神經及血管，許多健康問題都會反射在這個奇特的區域。在現代愈來愈便利的交通環境下，以步行刺激足部、活動腳趾的機會也日漸減少，尤其上了年紀的人，運動量變少，直接間接影響心肺功能，泡腳有助於改善血液循環，減少心臟的壓力負擔。

泡腳時添加少許米酒可幫助末梢血管擴張，酒香也有助於安神助眠；不喜歡酒味的人可以加少許精油，挑選自己喜愛或有助於心情放鬆的香氣皆可。

*50*歲，怎樣生活最健康
【增訂版】

安枕才能好眠

有些人睡不好，其實跟身體狀況沒什麼太大關係，純粹只是枕頭沒選好。枕頭的高低會影響睡眠品質，枕頭太高，頸椎無法正常前凸彎曲，容易受壓迫，造成頸部痠痛、頭痛、頭暈等症狀，長久下來，還有可能造成椎間盤突出的危險；枕頭太低，仰躺時會讓頭部過度後仰，易導致張口呼吸、打鼾，臉部、眼瞼腫脹和頸肩部痠痛；另外側睡時如果枕頭的高度不對，也會造成頸部側邊肌肉過分緊繃、疲勞疼痛，而容易「落枕」。

最理想的枕頭高度沒有一定的數據，因為每一個人的體型、曲線都不同，最簡單的判定方式就是——仰睡時，枕頭要能支撐整個頸椎，也就是後腦勺的空際，不要懸空，躺下時下巴與額頭的連線，要與床面平行；側睡則要填滿肩膀和頭之間的空隙。

半夜醒來睡不著怎麼辦？

如果睡眠中斷，醒來就睡不著了怎麼辦？先不用急著想再入睡，愈急反而愈無法快速入眠，這時可以靜躺在床上聽聽音樂，或是安靜坐著看佛經、聖經、一些輕鬆的小品文，讓頭腦冷靜下來；也可以做一些簡單、和緩的暖身運動。不要一直想著怎麼睡不著覺，或擔心睡不著，連起床上廁所都覺得有壓力。像我個人夜裡有時也會起床一、二次，但完全不會影響之後的睡眠，因為我作息規律，睡眠時間固定，半夜醒來也不會在意睡不著的問題，反而能放鬆入眠。

年紀愈大，神經系統也隨著生理老化，睡眠週期也會跟著往前調整，早早睡、早早起，甚至可能晚上七、八點睡，凌晨三、四點就起床，母親年紀愈大也同樣醒得早，但她依然晨起排氣、排便、運動，持續多年的生活不變，只是時間提早些。因為起得早，就有人以為老人睡得少，其實並沒有，只是高齡者體力容易不濟，就跟飲食需要少

量多餐一樣，睡眠與休息同樣也是需要化整為零。重要的是每天規律作息，不要忽早忽晚。人過五十，對於混亂的作息方式容易適應不良，想要睡得好，第一件要做的事，就是固定睡覺與起床的時間，一旦習慣養成，就算半夜醒來，也不用擔心睡不著了。

🍆 腳水腫

如果開始發現身體其他部位並沒有變胖，但襪子愈穿愈緊、鞋帶總是要放鬆一些；腳愈來愈常感到痠痛、有緊繃感，甚至到最後按壓腳部肌肉，腳部肌膚也缺乏彈性不易回復，那就是腳水腫開始了。

高齡者出現水腫的情況並不少見，雖不用過於緊張，但也不能輕忽。因為心臟病、腎臟病、下肢靜脈曲張或是下肢靜脈血管血栓等也有可能造成腳部水腫，還有一種狀況是吃得少、營養吸收不足，特別是缺乏蛋白質類營養物，也會造成水腫。一旦發現出現水腫情形，先檢查是不是因為疾病所引起，才能及早處理，如果是老化所造成的生理性水腫，只要日常飲食清淡少鹽、多吃利水消腫食物、勤做舉腳操及腳趾按壓、多運動、避免久坐或久站，從日常生活上調整，水腫很快就能改善。

消水腫舉腳操

因為平常腳部與小腿部血液是由上往下循環，所以多舉腳可以讓血液循環流動的方向改為由腳底往上逆流，可預防或減輕下肢水腫現象。

❶ 坐或躺皆可進行。

❷ 坐著時，背靠椅背，雙腳伸直腳尖朝上，以高過椅面約五至十公分（也可以在大腿下方墊個薄墊撐高）的距離，維持五

分鐘後放鬆。

❸ 躺著時，直接將腳墊高，腳尖朝上，有點斜度，讓腳跟高抬高約五至十公分，一樣維持五分鐘。

❹ 有空就可以做，特別是覺得腳腫脹時，或久坐、久站之後。

腳趾按壓

腳部的神經、穴位非常多，循環順暢與否深深影響健康，經常按壓腳趾或泡腳，能減少足部痠痛，去疲解乏，也能透過刺激腳趾周邊血液循環，減少下肢水腫，還可以讓整日繁雜的思緒更加清明暢通。

❶ 脫鞋站立。

❷ 以左腳腳跟按壓右腳腳趾間的凹陷處。

❸ 從拇指開始慢慢往小指方向輕壓。

❹ 左腳腳趾要著地。

❺ 左右交換重複上述步驟十次。

❻ 最後再用手輕揉每隻腳趾，直到痠痛感消失。

❼ 泡澡前用熱水沖腳趾後再按壓，效果更好。

泡腳小祕訣

退化性關節炎可以在泡腳時加入些許薑汁（大約50cc）。腳水腫泡腳時，則不一定要加薑汁，可要可不要，看方不方便準備，加精油也可以，只要喜歡就好，每天有不同的選擇與變化，心情上也會比較愉悅。

女性更容易水腫

更年期的女性比男性更容易水腫，因為卵巢機能衰退，雌激素分泌減少，造成內分泌代謝異常，就會有所謂生理性水腫的現象，尤其

是肥胖的中老年婦女，水腫的情況通常會更嚴重。這一類的水腫有時下午會比較嚴重，隔天起床後又稍有改善或消失，如果進一步檢查並沒有其他引起水腫的疾病，就表示是因為身體機能老化衰退，水分和鹽分代謝紊亂不良，由體內荷爾蒙失衡所引起。

母親喜歡吃自製的紅豆甜點（參考第 42 頁），紅豆可強心利尿，再加上母親有持續運動的習慣，所以年紀大了之後水腫的情況並不明顯。想要消除水腫可以在料理上多運用利水食材，除了紅豆之外，薏仁、冬瓜也是利水的食物，容易水腫或新陳代謝較差的人可以多吃一些。吃法可以煮成甜點（不要太甜）、湯品，或是直接燉煮後，不加任何調味，當作日常的開水飲用，顆粒可以另外料理食用。

新陳代謝藥浴包

當初會研發出藥浴包，實在是因為深刻感受到現代產婦的深刻需求，愈來愈多的年輕媽媽對於月子期間不能洗頭、洗澡這件事大感困擾，也有很大的心理障礙，所以藥浴包就應運而生。不過，也因為一開始就考慮到要用天然、溫和的漢方材料，所以就選用了大風草、艾草、香芋和抹草等製成藥浴包，適合任何人使用，我自己也很喜愛，從頭到腳都用得到，可幫助新陳代謝。

藥浴包泡法

❶ 取一包藥浴包放入 3000cc 煮沸的熱水中。
❷ 浸泡十分鐘，即可使用。

擦頭皮時

❶ 先用 1000cc 的熱水浸泡藥浴包。
❷ 十分鐘後取出少許備用（約 50 ～ 100cc），再倒入 2000cc

*50*歲，怎樣生活最健康
【增訂版】

的熱水略泡後可用來擦澡、泡腳或泡澡。

❸ 先取出的藥汁可以用來按摩頭皮。

❹ 可以一邊泡腳或泡澡，一邊用手或牛角沾少許藥汁輕輕按摩頭皮，藥汁可幫助刺激頭皮，藥香也可助眠。

擦澡時

❶ 用紗布、棉布或毛巾沾濕後擰乾，擦拭頭皮、身體。

❷ 擦澡時要注意保暖，事先準備好乾毛巾擦乾身體。

❸ 適合不方便洗澡時使用。

泡腳時

❶ 將藥汁倒入盆中，水溫微燙即可。

❷ 加入 100cc 的米酒。

❸ 泡到感覺身體漸熱即可，不超過二十分鐘為宜。

❹ 浸泡後記得馬上把腳擦乾，皮膚較乾燥者可擦些天然油或乳液。

泡澡時

❶ 先放好適溫的熱水，再倒入藥汁即可。

❷ 使用「三段式入浴法」時，一開始就可將藥汁倒入。（「三段式入浴法」請參考第 82 頁）

心臟肥大

年齡一到，不論你願不願意，因為人體老化的關係，血管會跟著漸漸失去彈性，加上鈣質流失，或多或少都會造成血管硬化；當血管

壁變得肥厚，就會出現心臟肥大的現象。

心臟一旦肥大，常常會讓人感覺喘不過氣來，覺得有氣無力，走幾步路就容易喘，這是自然老化，能負荷的運動量也會隨之減少。因為退化的關係，鈣質流失、運動量減少、食量變小、活力減退，加上煩惱憂心的事，都會影響心肺功能，再加上腳部出現水腫，慢慢調減運動量是必要的，以免更增加心臟負擔。但是如果因為怕喘、怕累或不舒服就完全不運動，反而容易讓自己陷入心肺功能不好、代謝不好、腳部水腫等惡性循環中，讓心臟功能衰退的速度更快而已。

高血脂、高血壓、糖尿病等心血管慢性病，會讓心臟肥大的情況更惡化，也會加快或提早在比較年輕時就發生問題。母親的養生法讓她沒有高血脂、高血壓等這方面的麻煩，只是因為老化現象造成的心臟肥大，母親到八十多歲時，也會開始因為年紀因素，變得容易喘不過氣，需要調整運動量。她坦然接受這個自然現象，並未太過在意，不過我認為這也是母親堅持的日常習慣，讓她之所以能面對老化處之泰然，生理和心理都很快接受。知老而不怕老，是她她從年輕時存下的健康存款，後來也成為她面對不可抗拒的自然變化時最富足的後盾，同時亦是她所主張「自己才是健康主宰」的最佳證明。

強心從心血管開始

從母親的體驗中證實，強心要從強化心血管開始，換個說法，也就是預防心血管疾病找上門，心臟愈健康就愈多一分保障。從日常強化心血管，可以從以下幾點做起。

❶ **飲食**：以清淡、少鹽、高纖、低脂為主；吃少油的肉湯、新鮮蔬菜和雜糧等，注意多色、多樣的均衡飲食；「早三：午二：晚一」的三餐比例，多蒸煮、少油炸的料理方式。精製食物、甜味果汁和速食是消化系統及心血管疾病的成因之

50歲，怎樣生活最健康
【增訂版】

一，務必少吃。忙碌之後切忌大吃一頓，應該先放鬆，好好休息，在過度勞累的情況下用餐絕不是明智之舉。

❷ **運動**：平時多做按摩操，該動就動，至少每週一次到空氣好、有氧、充滿芬多精、負離子的地方走走；平時要抓住機會運動，如搭公車或捷運時提早一站下車、上樓少搭電梯、把車停在離目的地遠一點的地方等等；至少一週三次運動三十分鐘以上，上健身房或自己在家做按摩操，對健康、減壓都會有很大的幫助。

❸ **減壓**：壓力會促使腎上腺素、腎上腺皮質醇等荷爾蒙分泌，這些荷爾蒙如果長期維持高濃度狀態，將會造成心血管系統的損害。所以，最少每個月一次或二次到郊外踏青，有助於解壓。積極培養個人的興趣與嗜好，手工藝、繪畫、園藝、唱歌都好，找一種可以投入的休閒娛樂，該玩就玩，該休息就休息，和三五好友談天說地、看看電影，也是一種不錯減壓方式。

❹ **多補充水分**：多喝水，而且要慢慢地喝，老人家常常會懶得喝水，不要總等到渴了才喝，水分補充不足，容易讓血液濃度過高，不利心血管及體內代謝。喝水時要注意每次少量，且充分漱口後才吞下，高齡者切忌一次大量喝水，因為身體機能較弱而不易代謝，大量或快速喝水會讓水腫現象加劇，可以準備一個水壺裝好一天的量，在一天內慢慢喝完。

❺ **其他**：正常作息不熬夜、適時休息不過於勞累、少量多餐不要過飽、控制體重、控制脾氣。

🥄 記憶力衰退——健忘還是遺忘？

年紀大了，老是忘東忘西，和人約會記錯時間、物品一離手就找不到、說過的話轉身就忘……高齡者隨著生理機能轉弱，記憶力衰退、健忘也算是正常現象，可是如果次數愈來頻繁，甚至忘記的內容開始改變，那就要注意了。比如說，常常忘記電視遙控器放哪裡是健忘，但想不起來遙控器的功能、完全遺忘關於電視遙控器的認知，那就是失智的徵兆了。

做家事強健腦力

母親對於預防失智的建議，就是多按摩末梢神經，例如坐著沒事就可以捏捏手指、拉拉耳朵、搓頭、踩腳，以及多做家事。像自己炒菜、洗洗筷子、洗米（搓米）、撕豆子等等，多訓練末梢神經，有助於刺激腦神經，預防退化失智情形。不要認為什麼都由旁人幫忙做好是一件享福的事，或有著年紀大了還要自己動手就是苦命的心態，其實多做事的同時也在多動腦，別小看瑣碎無聊的家事，對高齡者而言，能動手做家事就是最大的福氣。

❶ **做料理：** 要做一道料理或是點心，最好從採買開始。和家人一起到市場看看食材，和賣家殺殺價、聊聊天，回到家洗菜、挑菜、切菜、烹調，直到擺盤上桌，一個步驟接著一個步驟，非常需要時間規劃與安排，頭腦當然就跟活絡起來。

❷ **洗碗筷：** 多刺激末梢神經可以幫助腦部思緒清明，洗碗、搓洗筷子，動作簡單又需要專注力。根據研究，最能讓腦波活絡的時刻，不是做高難度動作或是思考難題時，反而是在無壓力的簡單動作或簡單記憶文字、數字時，腦部活動的區塊幾乎可以遍及全腦。母親常說「手動，腦就動」，洗碗筷是

非常適合高齡者的活動，不只可活動到手部，清洗時的水聲及筷子碰撞聲，連聽覺都能受到刺激。

❸ **晾衣服**：晾衣服是很好的上肢運動，不只能避免或改善五十肩，還能活動到腋下淋巴腺，從將衣服抖開、拉平，撐上衣架，再往高處晾吊衣物，都需要手眼協調，自然也能活動腦部神經。曾經有一位常受到五十肩困擾的朋友，因為肩膀疼痛少動，連帶影響頸椎，還開始出現頭痛的症狀，讓她苦不堪言。當時，正好家裡的僱傭請假一個星期，她必須開始重拾家事，打掃、準備三餐、洗衣、晾衣等，一週後，五十肩不藥而癒。

❹ **準備聚會**：在家幫忙準備家族聚會也是很好的腦力訓練，比如幫年輕一輩慶祝生日；可以參與喜慶是件令人開心的事，只是為了生活的樂趣，並不需要負全責，只要有參與的感覺。如果家中長輩參與了，記得要稱讚老人家很厲害，及充滿對長者的感謝。

當個被需要的人

　　高齡者多參與家中事務，除了動腦之外，也是給予一個責任，一個被需要的責任。對於老人家來說，被需要的感覺很重要，不單純是被依賴，「被依賴」可能只是一種情感上的依附，當然也很重要，但「被需要」代表的是一種存在的價值，代表即使退休待在家裡也還是有所貢獻的，而不是從職場退休了就什麼忙也幫不上，整日無事可做，不需要擔什麼責任，久而久之，對於自己的價值也會開始懷疑。不管是對自己或家中長輩，要多創造被需要的機會，精神上的滿足與快樂，也是預防失智的妙方。

退休後不要宅在家裡

退休後要沒事找事做，看看朋友，出外活動、慶生、旅遊等等，多與人接觸互動有助於降低失智風險，透過人與人之間的交流、對談，腦部才能有更多的刺激並做出反應；一個人閱讀、聽演講、看展覽當然也很好，但如果能有朋友一起參與，並在閱讀、聽講或看展後討論，交換彼此的感想，那就更好了。重要的是，不要讓 3C 產品取代與人實際面對面的接觸，透過網路交流，不如直接約出來喝個下午茶。

什麼人失智風險比較高？

中年肥胖、體重過重

老年過瘦

不運動

少吃蔬果多紅肉

三高（高血糖、高血壓、高膽固醇）

有抽菸習慣

孤單、有憂鬱傾向

腦部曾受過重創

（資料參考：台灣失智症協會）

預防失智秘訣

活到老　學到老　老友老伴不可少

多動腦　沒煩惱　天天運動不會老

深海魚　橄欖油　蔬果豆穀來顧腦

保護頭　控體重　血壓血糖控制好

不抽菸　不鬱卒　年老失智不來找

（資料參考：台灣失智症協會）

和病痛做朋友，不要當敵人

　　對於伴隨自然老化而來的種種不適，並不是什麼病，只是像白天、黑夜，像春寒、夏熱、秋涼、冬冷四季變化一樣，是自然的規律，我們要坦然接受，不要想著自己年老體衰、行將就木，然後就產生一些負面的想法。當然，發現自己頭髮漸白、眼睛看不清、體力愈來愈差，沒有人不焦慮，這是自然的現象，不能無視卻也不用強調，依舊積極安排自己的生活，或有些調整，但著實不用耿耿於懷。

　　面對身體愈來愈多病痛也一樣，不要一直聚焦在已發的身體病痛上，整天只在意這裡痛那裡不舒服，不僅於事無補，還可能讓狀況更嚴重。心情的轉換很重要，不要老是把病痛放在心裡或掛在嘴邊，而應該積極地去認識病痛，把它當成是讓自己學習的機會，學習如何照顧自己、和病痛共處，並且正視它已經發生的事實——認識它是怎麼一回事，相信它一定可以愈來愈好，治療它並聽從身體的回饋，最後放下它，甚至丟棄它。

　　人的一生並不長，還有太多美好的事情要做，哪有時間讓病痛佔據所有思緒呢？只要轉念一下，就海闊天空了。

🍆 與癌和平共存

由於外公及父親均因癌症病逝，讓母親毅然決然投入癌症與預防醫學研究，她用多年來研究調查的結果一再證實，人體是可以和癌細胞和平共存的，她深信只要有良好的生活方式，即使體內有癌細胞進駐，也不一定會出現症狀，更不見得會對健康造成威脅。

自然老化並不可怕，可怕的是讓不良的生活習慣加速老化與病痛，讓癌細胞有機可乘。建立良好的生活習慣，天天早起不熬夜、三餐黃金比例、專心吃慢慢吃、全食主義不偏食、多散步勤運動、保持心情愉快開朗。不開朗、內縮的性格會讓情緒陷入悶悶不樂、沒有地方發洩、不想說出口、容易糾結在心裡，也容易讓癌症找上身。保持快樂好心情，多傾聽身體的聲音，並對自己身體的狀況多加以注意，重視日常養生，即使年老也不用懼怕，因為癌症根本沒有機會在身體發生。

🍆 高齡罹癌者應注意的地方

因為老化使各種免疫力下降、抵抗力變弱，所以高齡罹癌者應減少侵入性的治療方式。且由於高齡者的體力一直在衰退中，恢復的速度也慢，免疫系統反應需要更長的時間，所以年紀大了，當體內出現癌細胞，不應太依賴外在的治療，如果直接採取侵入性的治療方式，反而容易對身體造成負擔。態度要正向積極，但是治療不要冒進，需要三思。即使醫生強調需要動手術，如果你了解自己的身體，就可以尋找不同的選擇，比如重視日常養生，從生活著手；不要害怕或胡思亂想，讓身體的免疫力甦醒過來，為自己、也為身體集聚更多對抗癌細胞的能量。

50歲，怎樣生活最健康
【增訂版】

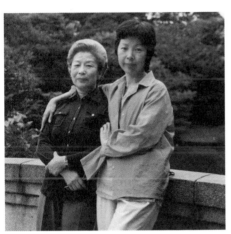

↑ 民國 **83** 年，赴日訪母，與母親莊淑
旅博士合影於明治神宮。

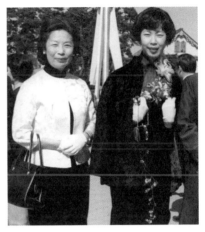

↑ 莊靜芬醫師（右）在日本新潟大
學的畢業典禮，與母親莊淑旅博
士（左）合影。當時穿著母親最
心愛的旗袍，偶然被同學拍到的
照片。

Part
5

愈活愈精采

在我眼中，母親總是一直想要付出更多，即使她已經把畢生精力都投注在理想上，她仍然希望大家都能聽見、看見、感受到、做到，生活預防勝於病時治療，假若人人都是自己的生活調理師，終有一日能達成無醫的境界。但這目標是多麼困難！所以母親多少有些遺憾，因為目標沒有達成，她總是耿耿於懷，即使早該是退休享樂、含飴弄曾孫的年紀，卻依然心心念念著她的職志。

因為母親想做的事情很龐大，非常辛苦又放不下，也不願有絲毫的妥協與放棄，她的堅持和毅力讓人感佩，但是身為她的女兒卻非常心疼。我總覺得母親太累，在我眼裡，她的銀髮生活真的不算精采，因為母親如此，所以我學會放下、善待自己，不要像母親如此辛苦。

對於自己能力之內的事我盡力而為，盡量做、無怨無悔，不管走到多遠，盡力而為就沒有遺憾。母親達不到心中遠大的目標，難免有所缺憾，我則只抱持著小人物的理想，從自己慢慢影響身旁的親友，然後像種子一樣散發出去。我雖然佩服那些胸懷世界、放眼天下的人，但總覺得高處不勝寒，和大眾一起互相取暖，就讓我覺得十分溫暖。

我有時會想，母親即使辛苦也甘之如飴吧！因為那是她心中的理想藍圖，沒有疑惑。每個人都有每個人的精采，步入銀髮也不能將自己的生活停滯，問問自己心中最渴望的人生風景是什麼，年齡絕對不是阻礙，即使是對養生的追求，只要開始並持續執行，永遠都不嫌晚。

所以，五十歲還年輕，我的人生過了七十依舊充滿樂趣，愈活愈精采，也愈活愈年輕！

對的時間，做對的事

　　人到中年，也有了不少人生閱歷，什麼事該做、什麼事不該做，心中早就自有定見，然而有些年輕時的夢想與浪漫，反倒在年過五十之後才開始有能力與時間去追求，尤其是退休後，有些人心想好不容易退休了，突然有好多時間空下來，所以就將行程排得滿滿的，想學的事物太多、想達成到願望太多，像是彌補人生缺憾一樣，什麼都不想放過。

了解自己才會做對的事

　　生活有所追求是件非常好的事，我的朋友中就有人上班時事情多，覺得一天二十四小時不夠用，退休後一樣事情滿滿，巴不得一天四十八小時，我看著退休後生活依舊忙碌的友人，每次見面總忍不住要提醒，有多少時間做多少事，心理上青春可以不老，但是生理的歲月卻不饒人，對於想做的事情與目標，不能再以年輕人的理想來要求自己，必須有所取捨，或是應該給自己合理的時間達成。

　　就像有人也會問，銀髮族是否可以挑戰極限運動或登高山？其實年齡並不是主要的限制，也有人年過七十還能完成腳踏車環島的壯舉，最重要的是認識自己所能承受的負荷，不管是身體或心靈，唯有清楚自己的限制，事先充分規劃與準備、不冒進，才能做對的決定，也才能在對的時間做對的事。

　　飲食的道理也是一樣，不管願不願意承認，五十歲之後的生理年

齡已逐漸走向晚霞時代，不像年輕時可以大吃大喝，要了解自己的身體狀況，清楚什麼食物吃了會造成自己身體的負擔。母親總說不良的生活與飲食，讓體內脹氣囤積在各個部位，造就了每個人不同的體型，有些人體態良好，並非是天生麗質，而是生活規律、飲食節制的呈現，高齡者的生理反應減緩，更應該在對的時間作息，吃符合自己體型的食物；有好的身體，才能享受人生的第二精采。

🍆 了解體型才會吃對的食物

　　母親以常年所接觸的患者以及觀察研究所得，將不正常的體型歸類為「上腹突出」、「下腹突出」和「神經質（駝背）體型」，每一種體型都有不正確的生活或飲食偏好，長久累積才會造成體型異常。

體型簡易判別法

　　一個人的體態，是體內健康的反射，因為每個人都有自己習慣的生活、飲食與姿勢等等，也就造就了不同的體型，引發不同部位的疾病。最簡易的體型判別方式，就是以「氣」滯留體內的不同位置來區分。

❶ 讓身體緊靠牆壁站立。

❷ 以肚臍為基準，不要刻意吸氣或吐氣。

❸ 如果肚臍以上比較突出，就是因為廢氣積壓在胃部，屬於「上腹突出體型」。

❹ 如果肚臍以下較突出，表示廢氣滯留下腹部，屬於「下腹突出體型」。

❺ 將頭靠著牆壁，若腳跟、背部緊貼著牆壁時，肩膀無法碰觸到牆壁者，就屬於胃、腸都容易滯氣的「神經質（駝背）體型」。

*50*歲，怎樣生活最健康
【增訂版】

🍆 三種體型的飲食禁忌

掌握健康就要先了解自己的體型，才能對症調整，改掉錯誤的方式，選擇適合自己的食物。

① 上腹突出體型飲食宜忌

上腹突出體型的人通常個性比較急躁，凡事講求快快快，所以，放慢速度是生活與飲食的重點。吃東西前先深呼吸，再慢慢先吃水果、蔬菜，多吃高纖食物，記得一定要細咀嚼慢嚥，才不會因為吃太快而導致吃過量。

可吃	生食：沙拉、生菜 冷食：蕎麥麵、海藻麵、蒟蒻沙拉、醃白菜、豆腐 酸性食物：涼拌醋、梅子醬、客家桔子醬、原味優酪乳 促進代謝：豆芽、木耳、竹筍、菠菜葉、牛蒡
少吃	油脂：炸炒類、肥肉（或焢肉）、牛油、甜食 燒烤類：烤麵包、鍋巴、烤魚、烤肉 辛辣物：薑、芥末、蔥、大蒜、胡椒、咖哩、火腿、香腸、 　　　　培根 烘烤物：咖啡、烤豆子
適宜飲料	菊花檸檬茶、仙楂茶 紅茶加連皮絞汁的檸檬數滴 檸檬汁加少許胡蘿蔔汁（檸檬汁與胡蘿蔔汁採3:2的比例）
適飲果汁	鳳梨汁、檸檬汁、百香果汁、葡萄柚汁、奇異果汁
特別注意	怕冷體虛的上腹突出體型者，可適量吃一些辛辣、燒烤的 食物，少吃冷食

② 下腹突出體型飲食宜忌

下腹突出體型的人多半內臟下垂，要特別注意水分的攝取，不可一次大量飲水，也要避免提過重物品。多休息、多吃溫補的食物、少吃酸，避免讓下垂更嚴重。

可吃	煮物：濃湯類 膠質：雞翅、雞皮及其他含皮肉類等 油脂：煎炸類、牛油，及其他動物性油脂 甜食：甜點留在餐後 燒烤類：烤麵包、烤魚、烤肉 辛辣物：薑、芥末、蔥、大蒜、辣椒、胡椒、咖哩、培根
少吃	生食：冰水、生雞蛋、生魚片、白蘿蔔泥、白菜 冷食：竹筍、醃白菜、雪裡紅 酸性食物：醋、酸梅、鳳梨、草莓、檸檬、梅乾
適宜飲料	咖啡或紅茶，可加砂糖或威士忌 清酒（100ml）或加水威士忌 胡蘿蔔汁（用量為每五公斤體重飲用 10ml）加少許紅糖
適飲果汁	桃子汁、葡萄汁、酪梨、木瓜牛奶、哈密瓜汁

③ 駝背（神經質）體型飲食宜忌

駝背（神經質）體型的人思慮過重，吃東西前最好能先平躺休息，不胡思亂想，專心吃飯，避免引起焦慮緊張。飲食以原味、單一為主，多吃安定神經的食物，切忌冷熱或鹹甜混吃。

50 歲，怎樣生活最健康
【增訂版】

可吃	貝類：鮑魚、干貝、牡蠣、蛤蜊 海草類：紫菜、海帶 蓮藕（避免重口味） 綠色蔬菜：Ａ菜、青花椰菜、扁豆、豌豆、高麗菜芽、 　　　　　青豆
少吃	燒烤類：烤麵包、烤魚、烤肉、鍋巴、煎餅 辛辣物：薑、芥末、蔥、大蒜、辣椒、胡椒、咖哩 具興奮作用：肝臟、咖啡
適宜飲料	決明茶、枸杞茶 紅茶加少許鹽、幾滴白蘭地 啤酒（每公斤體重喝 5ml）或烈酒（白蘭地） 蓮藕帶皮絞汁 蓮藕汁與胡蘿蔔汁參半，加少許白蘭地
適飲果汁	奇異果汁、蘋果汁、木瓜汁、葡萄汁、紅棗汁、藍莓汁

🍆 體型影響健康

高齡者肥胖或過瘦，對健康都不是好事。一項關於阿茲海默症的調查顯示，中年時期肥胖者（BMI ≧ 30）將提高三倍失智風險，即使只是過重（BMI 25 ～ 30），風險也會升高二倍，而老年過瘦（BMI < 18），同樣也比一般人容易失智。這只是失智症的相關調查，其他如心血管疾病、糖尿病、貧血和骨質疏鬆等，體型不良者相對風險也大為增加。

🍆 今天做到幾個「無毒十二該」了？

先好好認識自己：是否正確吃對食物、多少時間做多少事、腸胃狀況可以吃多少東西……不要過於勉強的同時，還可以提醒自己：

「今天做到幾該了？」。精采的人生需要健康做後盾，對的時間做的決定、吃對的食物，把握每一刻，該做的就做！（無毒十二該，本書請參閱第 120 頁「提高生活中的健康點數：無毒十二該」一節）

快樂，是自找的

　　我們家每天的晨光散步，不只是強身健體的時刻，更是親子互動的美好時光。小時候母親陪阿嬤散步，當我還是小孩子時總是偷懶，年長後換我陪母親散步，有時還帶上女兒，三代同樂。平時大家都各有事忙，趁著晨起散步時可以聊聊天、說說心事，聽聽母親的叮嚀、看看孩子們在忙些什麼。走在山間小徑，呼吸新鮮的空氣，接收大自然芬多精，又有親人陪在身旁，一起分享心中大小事，健康無價，快樂也無價。

🍆 讓自己快樂百病不生

　　生理的疲累可以藉由調整作息、運動、飲食來改善，心理的疲累，除了透過運動來消除煩雜思緒外，最重要的就是保持心情愉快。快樂是對抗疲勞的萬靈丹，而且千金難買。

　　許多研究調查都顯示出情緒和人體內的免疫力有關，正面、愉快的情緒可以增強人體免疫與自癒能力，相反地，負面的情緒會破壞免疫系統的功能。當人產生緊張、焦慮、恐慌、氣憤等情緒波動時，為了自我保護，會刺激腦下垂體分泌激素，刺激產生腎上腺素來對抗；如果長期出現，人體就會製造一種壓力蛋白，而這種蛋白累積過量，就會阻撓免疫細胞運作。正面的快樂、感恩與愛等情緒，可讓神經系統放鬆、消解壓力、修復神經系統並刺激新腦細胞的生長，還能增強免疫力、降血壓和加快自癒的速度。

　　快樂是需要自己追求、尋找的，旁人或許能夠影響自己的情緒，但同樣一件事情，會讓人快樂或是不愉快，就真的是看自己怎麼想了。要天天擁有快樂好心情，就要讓心中經常回想快樂的時光，對於會讓自己討厭的人事物，能免則免。

　　年紀愈大，對自己的喜好也愈清楚。但有時在人情上無法推卻，對於不得不去的聚會，除非真能率性的不理會也不介意，就告訴自己，打個招呼後就離開，不用以自己的年紀或輩份指指點點，想要改變什麼，弄得大家都不高興，但也也不需委屈自己去應酬到底。如果他人真的和自己觀念落差太大，個人有個人的喜好，他人的人生哲學，只須尊重卻無須力爭，給人退路，也給自己好心情。想清楚自己要的是怎麼樣的生活，隨時提醒自己，這到底是不是自己要的？抓穩心態，不要強迫自己也不要強求他人。

🥄 從身到心，把自己打扮乾淨

　　愈活愈年輕，愈活愈精采，不只是外表要光鮮亮麗，當個時尚魔女或無齡紳士，內心也要清澈明亮、自由自在。有些人外表美麗帥氣，但內心卻藏著惡意，看事情大多從人心本惡的角度來揣測他人，自己沒有心存善念，就以為別人也一樣，這樣的人生其實很累，在惡意揣想的背後，更多的是不信任、害怕與擔心，害怕自己被人坑騙、擔心自己留下受制於人的把柄、總覺得全世界都不懷好意，這樣活著難道不辛苦嗎？

　　心存善念看人生，才能發現處處有溫情、人人都可愛，這樣的生活才值得享受。母親常要我們心懷感謝，所以我在晨間散步時，會感謝大自然的賜予，感謝四季美麗的變化，即使是路邊的小花，也能讓

我感受到每一天美好的開始。我也感謝有家人和朋友陪在身旁，感謝我年過七十還能有母親相伴，當我的生活導師，而我也有幸陪伴在母親左右，直到她以九十六歲高齡安詳離世。

即使面對挫折、困惑與沮喪，我同樣感謝，因為這表示我又能有新的人生體悟，當我對鏡自照時，不只是將自己打扮乾淨，也同時觀照自己的內心，回想今天又遇了什麼好事，將不愉快的心緒放下洗淨，這樣心情開朗的人生，怎能不精采美好？

🍆 包容讓人生更不同

年紀愈長，經歷愈豐富，有些人是更能以過來人的耐心來包容晚輩與後進，有些人卻反而會總以嚴苛的標準要求別人，在他們眼裡，年輕一輩達不到要求、做不好，一定是因為偷懶、不用心、不努力、不負責任。為什麼有些老人家不受歡迎？就是因為看不過去的事情太多，就想管東管西，認為只有依照自己的方式才是最好的，於是整日叨叨念念，有誰能受得了每天被碎唸、挑剔呢？老人家要寬大、寬容、寬心、寬恕，還有很多事情可以學習，不要倚老賣老，不要被日子困住，而是要過日子，多以讚賞的眼光看身邊的人，口出好言更有好心情。

當然一時之間可能改不過來，畢竟多年的習慣與想法怎能說變就變？但至少在看不下去的當下，你可以：

❶ 深呼吸，離開現場。
❷ 如果有信仰，可以唸個佛號或是經文。
❸ 看看窗外的風景，整理一下窗台上的花草。
❹ 唱個歌、哼個小調。

❺ 找一本喜歡的書閱讀。

❻ 吃點小東西、喝個茶，當然要慢慢吃、慢慢喝。

❼ 好好打扮自己，出門走走，也將心靈洗滌。

　　兒孫自有兒孫福，自己的人生自己過；安排生活，轉移生活的焦點，才不會事事看不順眼。放過身邊的人，同時也放過自己，快樂才能不找自來。

呼朋引伴，輕鬆玩快樂動

朋友是精采生活不可缺少的，尤其是銀髮生活，絕對不能把自己悶在家裡當孤單老人，不論老伴在不在，呼朋引伴、一起歡聚玩樂，絕對可以讓生活更充實、心情愉快，更加以活絡身體和腦力。

國粹的體驗

我的朋友中不少人都喜歡閒暇時聚在一起打打麻將牌，母親和我都不打，我常常看也看不懂，不過因為很多朋友都打，看他們玩起牌很高興，我不禁觀察了一下，才發現周遭的朋友竟然十個有九個會打牌，為什麼麻將讓人如此喜愛，甚至樂此不疲？有一次我被朋友拉著玩，才知道麻將的規則其實並不簡單，雖然後來我還是弄不清楚，不過在過程中了解到，打牌其實可以發洩情緒。

打牌的時候，一群朋友相聚，可以胡亂談天開玩笑、東講西講、手腦並用，還有準備的餐點可以吃，大家輪流到家裡辦個小聚會，每家準備的食物都各有特色，也讓人興奮、期待。不過年紀大了不能久坐，打牌重在樂趣，一定要休息，嚴格規定多久的時間就要起來走一走。

而且隨興打，不要被規則侷限住，因為打麻將時的情緒通常會很興奮，更不要在意輸贏，重點在於遊戲、動腦的過程，還有和朋友相聚、分享的樂趣。

🍆 輕鬆玩到老

遊戲可以提振情緒，三五好友相聚，可以不只是聚餐、聊天，偶爾玩點簡單的遊戲更能增加生活樂趣。母親沒有接觸這些娛樂，她總是很辛苦，沒有機會玩樂，老一輩的人對於玩樂這件事無法接受，我則是順其自然，能做多少是多少，從周圍的朋友開始影響，相信慢慢也會讓更多人知道健康生活的好處，不一定要這麼嚴肅。

我和朋友相聚，有時喝茶，有時品酒，興致一來，即使無樂器伴奏也曾合唱起大家耳熟能詳的老歌。我也會和朋友一起看看戲、看展覽、聽音樂會，興之所至，也會在相聚時，有人彈琴，有人聞樂起舞，雖然大部分的人都不是專業的舞蹈家，就和著音樂隨意舞動著，或是唱和著、打著節奏，有時也可以是樂器合奏，這種隨興和玩樂，不為自己年齡設限，正是銀髮族保持年輕的方式。

🍆 母親的小確幸

和我時常呼朋友引伴的生活方式不同，母親也有她自己放鬆與休閒的方式。母親生前，經常走到住家樓下的知名速食餐廳，點一杯咖啡，悠閒的看報紙。每天早上喝茶或喝咖啡，是母親的放鬆方式。我常陪著母親在清晨的陽光照射下吃著小點心配茶，上午十點多以及午後二、三點，是母親喝茶休息的時間，這是她常年養成的習慣，是她老人家個人的小確幸，也是她嚴謹生活中的調節劑，因為母親再忙碌，也總是鬆緊有度。而我，則是常常把母親的小確幸再擴大些，有時會準備多種口味的點心，豐盛一點，找朋友一起品味，因為我想把母親的小確幸和更多人分享，這是件令我覺得幸福的事。

莊醫師締造馬拉松紀錄

西元二〇一六年年初，我感到我的雙腿無力，請教醫師後，我認為應該強化自己的腿力，這時候剛好看到臺北市有一場馬拉松，於是去請教有這方面經驗的朋友，在深入了解後，我鼓足勇氣去參與馬拉松活動。從一股好奇心驅使，到現在我已經有七年的經驗，我的兩個女兒也陪我一起跑，更讓我有毅力持續跑下去。

參加每一場馬拉松我的心情是愉快、輕鬆、滿足、健康，除了在臺灣全島跑透透，我還和朋友參加國外的馬拉松，這是令我歡喜的運動紀錄，我憑藉自己的興趣和毅力做到了，而且我的腿力也找回來了。

期間，有一些親友問我，運動項目琳瑯滿目，為什麼我單挑馬拉松這一項目來訓練腿力？我想或許跟我長年都在做早晨散步有關，散步是一項很溫和的運動，趁我還有體力的時候，為何不嘗試運用到腿且可以比較激烈的運動呢？於是聯想到了「馬拉松」，而且馬拉松賽事都有志同道合的人參加，大家一起做會有互相鼓勵的作用，當我和家人說出這個決定時，小女兒不僅支持我，還陪我一起跑，我也向讀者談一談我的初衷，如果有興趣者，不妨來參與。目前，我有一個路跑小組，組員陸續增加中。在這裡，我向大家說明挑選馬拉松運動的理由是：

❶ 練腿力。

❷ 訓練耐性。

❸ 不容易受傷。

❹ 全家人可以參與。

❺ 認識新朋友。

⑥ 可以心情愉悅，身體健康。

⑦ 不需要過度訓練自己。

⑧ 退步能讓我更進一步。

⑨ 保持巔峰表現的重點是恢復體力和充電的時間。

⑩ 馬拉松的關鍵在於成功的配速。

我是一名醫師，我知道跑步是最輕鬆自在的運動項目，而且隨時隨地都可以跑。只要我的跑步姿勢正確，有良好的跑姿，避免膝蓋受傷，想跑到什麼時候都可以。加上大腿是跑步中最常使用的肌群，也是我們的第二個心臟，大腿肌力強健，可以減輕心臟的負擔。跑步還能訓練身體的協調性，加上馬拉松因為是長距離的跑步，可以燃燒脂肪，每小時跑步約八公里就開始燃燒脂肪，所以跑馬拉松的人，很少有多餘的脂肪，因此都保持著健康的體型。

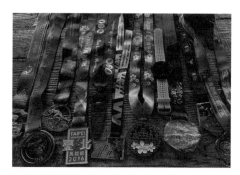

↑ 莊靜芬醫師參加海內外馬拉松賽事的獎牌。

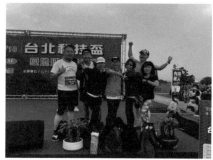

↑ 2021 年 4 月 18 日臺北科技盃愛地球公益路跑，莊靜芬醫師（前排右三）和一些跑友留影紀念。

出門走走，
登山臨水訪青春

　　母親不愛旅行，心心念念的多半是未完成的工作，所以她常常出門都是為了工作，早年在日本，能帶著阿嬤四處看看，多半也是因為受邀演講或研究，而不是單純的旅遊。我是喜歡旅行的人，常常邀請母親和我一起旅行放鬆，但總很少成行，除了有重大活動，像是我女兒在國外畢業時，我才有機會力邀她出國參加典禮，順道帶她就近旅遊。弟弟過世時，我看母親傷心，更覺得母親應該出門走走、散散心，為了老人家方便，所以設計搭乘大型客輪的方式旅遊，避免舟車勞頓。

　　老一輩的人對於休閒、旅遊總有些抗拒，有些人是不想影響日常生活，有些人則認為沒必要，也有些人對出遠門這件事就感到麻煩或恐懼。要帶長輩出門，最重要的考量是整個旅行的流程不要讓長輩過度勞累，陪伴者也不致於太過辛苦，旅行的美意也才不會大打折扣。對於不想出門的長輩，不妨就像我一樣，用孫子、孫女輩說服長輩一起出門，開始時也不用太遠，從國內旅遊開始，再慢慢找機會出國看看。

旅行就是要享受放空

雖然母親自己很少單純為了遊玩出門旅行，但是她是非常支持銀髮族出門旅遊，就像阿嬤當年也常常國內、國外四處走走看看，我生產時她老人家還遠赴美國幫我做月子。

早些時候，我也忙於工作、家庭，只有遇到女兒畢業或是出國開會才會出國。後來是朋友邀約同行，幾次體驗後，深深覺得自己應該找機會多多出去看看，一方面讓自己的人生視野更寬廣，一方面也希望藉著旅行的機會，釋放一些壓力與負面能量。

我為自己出門旅遊的定調就是放鬆，所以在還為工作忙碌的時候，我也常為自己安排一年一至二次的旅行。等到時間更充裕時，甚至安排一年四至五次的旅遊，不一定得出國，就算是國內的二日遊，賞花、品茗、觀景、訪友都可以，朋友找我，有空就走，就算是沒去過的地方也無妨。

我出門旅遊會找自己愛吃的東西，會規劃自己想看、想做的事情，而不在意旅行社安排了什麼。旅行時會遇到什麼，隨遇而安、放開胸懷，因為我就是要藉這個機會好好放空自己，像是為生活按下一個「RESET」鍵，把日常生活中的疲累、煩燥和不安通通放下，當重新再回到生活中時，才能有滿滿的動力再出發。一次又一次的放空洗滌，人也會跟著青春有活力。

能享受放空的旅行很重要，我有一位朋友經常旅行，甚至還曾環遊世界，聽起來很令人羨慕，但在我眼裡，他的旅行多是為了逃避家庭中的不如意，帶著糾結鬱悶的心情躲到外面的世界，又沒有放空自己的負面思緒，這樣的旅遊絕對是疲累之旅，對身心絲毫沒有幫助。我曾不止一次勸他要放下，既然出門，就要完全放鬆，什麼都不要想，只可惜直到他因癌症離世，還是沒看到他展開愁眉。

50 歲，怎樣生活最健康
【增訂版】

所以，安排旅行是必須的，尤其退休後更有時間可以好好規劃，依個人的喜好，知識之旅、音樂之旅、遊樂之旅都好，找家人一起或邀三五好友同行，不要太匆忙的行程，讓自己的身、心靈充分放假，享受旅行吧！

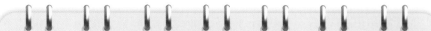

對年長者的旅行建議

❶ 在衣物口袋或隨身包包中放置緊急聯絡卡，註明姓名及聯絡方式。

❷ 如果是在國外，多準備一份英文名牌及聯絡方式。

❸ 隨身準備簡單食物，少量多餐，不要因旅遊過餓。

❹ 睡眠一定要充足，過晚的活動不要參加，找機會休息不要過累。

❺ 長時間搭乘交通工具時，可以暫時脫下鞋子，多動動足部及腳指，或按腳後跟。

❻ 如果可以，久坐時要找機會站起來伸展四肢。

保持童心看世界，
享受第二人生

　　二〇一四年我決定退休，除了少數看診多年已成朋友的健康諮詢，我開始我的退休生活。卻沒想到退休後反而更忙，許多朋友邀約、還有自己多年想做的事都被排上計畫，每天忙碌且充實。

🍆 樂齡學習第二人生

　　當然，退休後行程滿滿，總比像洩了氣的皮球窩在家裡好，但是也不能瞎忙、窮忙，對於空閒下來的時間，一樣要好好計畫，甚至退休前就可以開始列出自己想做的事。可能是以前沒有機會學的樂器、繪畫；也可能是寫作，或是學一項手藝、運動；又或者拜訪各大博物館、十大景點；甚至定期和老朋友聚會，探訪未曾去過的地方；可以是種一盆盆栽，或是選自己喜歡的音樂家、曲子，再加以深入研究、了解。把心中所想或未曾實踐的遺憾，可大可小，都一一條列出來，以自己現有的條件，規劃順序，慢慢完成，沒有進度審核，用自己最舒服的速度一樣一樣進行。

　　對於沒有生活沒有規畫的家中長輩，應該多鼓勵他們走出家門學習新事物，一項關於台灣樂齡學習的調查顯示，銀髮族的學習是不是能完成，擁有健康的身體雖然是重要的先決條件，但很多時候家人的支持反而才是堅持下去的最大動力；能夠積極參與樂齡學習的高齡

*50*歲，怎樣生活最健康
【增訂版】

者，不僅個性變得開朗，和家人談話也能增加許多話題，而且把所學回饋給家人或與親友分享，讓高齡者有成就感，對於銀髮族的身心都有助益。

保持童心青春不老

可能因為我是醫生的關係，我習慣於傾聽身邊人的生活方式，親友也好、鄰居也罷，家中的幫傭、大樓的管理員，我都喜歡和他們聊聊天，雖然時間不長，但是也足夠聽聽他們在煩惱什麼，現在又在做些什麼等等。從傾聽當中，有時還能對於現下流行的事物多些了解，不至於跟社會脫節。關懷周圍的人，就成為我學習不同生活、從不同角度看人生的最佳機會。

常有人用「老頑固」來形容上了年紀的人，因為年紀愈大的人，往往以為自己見多識廣，想法自成一套信念；不輕易動搖，自然也不容易接受新的想法或是不同的看法和意見，也就容易變得冥頑不靈，久而久之就成為別人口中的老頑固。現在是資訊革命的時代，當一個新世代的銀髮族，不管幾歲都要帶著對世界的好奇心，接不接受先不論，但總是可以嘗試去了解、欣賞，以讚歎的眼光看待新的事物與新的觀念，就像是智慧型手機已是現代人生活的一部分，在我們年輕的時候，這些產品是出現在科幻片裡的高科技產品，怎會想像到數十年後可以人手一機？

所以，保持如孩童般對世界的好奇心，凡事試著去了解，甚至學習，不要自以為是、抗拒接觸，或認為自己年紀大了學不來就太早放棄。對於變化快速的新時代，我們可以不依賴，但不能不了解，以開放的心態看世界、以寬闊的心包容新事物，這樣心寬不體胖，銀髮樂活將永遠青春不老。

二〇一二年第一屆莊淑旂養生文化節

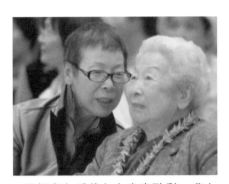

⬆ 母親專心看著台上貴賓致辭，我在一旁說明。

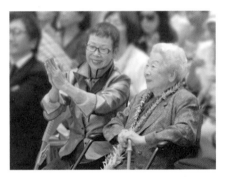

⬆ 台上貴賓感謝母親對養生推廣的貢獻，我在旁鼓掌，與有榮焉。

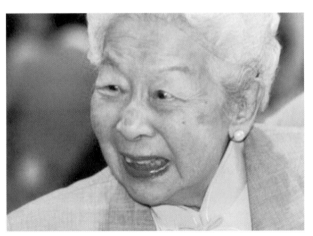

⬆ 莊淑旂博士在養生文化節活動裡接受大家的祝福，笑容滿面。

Part
6

●

這樣吃
讓你無毒長青！

不少人會問我什麼該吃，什麼不該吃？這個吃了會如何，那個吃了好不好？尤其是年紀愈長的人，或家中有長輩以及慢性病患者的朋友，最想要我直接告訴他們的就是，可以吃什麼，而什麼不要吃。

　　這其實不是件容易的事。對我來說，即使是和九十多歲高齡的母親同桌吃飯，在我們餐桌上的食材，如同母親一直強調無齡的全食概念，只要是天然的食物，可以說完全不設限，唯一設限的是在廚房裡的烹調方式和在餐桌用餐時吃的方法。

*50*歲，怎樣生活最健康
【增訂版】

銀髮族最高境界——
吃得隨心所欲而不逾矩

與其說「設限」，倒不如說是「習慣」，只要抓緊重要的飲食原則就好，即使是慢性病患者也不需要嚴格的規定什麼能吃、什麼不能吃，規定太多壓力過大，擔心這個不能吃、那吃了會如何，有時反而會讓病情更嚴重、人更不舒服。尤其隨著年紀增長，消化系統與新陳代謝的能力漸弱，吃東西的慾望也會減低，看到什麼都不想吃，如果還要顧忌、擔心，胃口就更難打開了。

在市場：天然、當季，樣樣都可買

台灣四季蔬果種類繁多，再加上跨國運輸、跨季節栽種，許多蔬果可以說是一年四季都吃得到，不過這種跨國運輸和跨季生長的蔬果，通常都需要用非天然的方法來保存或者催熟，這樣的結果就是吃進口裡又多了毒素、少了營養。因此，記得在選購食材的時候，只要當季、在地、天然無加工的食材都可以買，當季的蔬果不只新鮮，營養也特別豐富，而且價格便宜，同時吃起來也比較安心。

不過，正好想吃非當季食材怎麼辦？那麼在烹煮前的清洗和處理過程就要更仔細，而且少少吃一些就好，不要太常吃或一下子吃太多。

🍆 在廚房：原味、簡單，低鹽少油膩

　　中式料理煎、煮、炒、炸、蒸、醃、涼拌，五花八門，不過在這人人營養不虞匱乏的年代，現代人的飲食應多清淡，低鹽、少油，簡單烹調，展現食物的原汁原味。尤其是高齡者，更要遵守這個基本原則。隨著年紀增長，味覺變得不靈敏，為了刺激食慾，吃進過多的鹽分和調味反而造成負擔，吃了不舒服就更不想吃，最後陷入營養不均衡或營養不足的惡性循環中。老人家牙齒、消化力比較差，簡單的原味料理可以讓食物的營養更好吸收，口味重者可以善用薑、蔥、九層塔、迷迭香等辛香料來刺激食慾、增加味覺享受。

🍆 在餐桌：多變、少量，輕鬆慢慢吃

　　經過簡單料理上桌的食材，要盡量多樣、多變化。母親當年為了讓年邁的外婆吃多一點，桌上十二碟食物是常見的景象。我的餐桌林林總總加起來，也不少於十種食材。高齡者的營養攝取問題，一直很令人頭痛，而且常常會自己當起營養師來，對不喜歡吃的食物，經常會以吃了胃不舒服、咬不動來說服自己，不是挑嘴不吃，而是食物不對；長久下來，營養不均、不足，體力、免疫力自然就下降。所以，餐桌上的多樣與多變化是吸引食慾的關鍵，不想吃或不喜歡的食材，少量吃一點就好，放鬆心情、慢慢咬，咬不動就切小塊、煮爛一些，必要時偶爾打成泥或汁都可以。少量、多餐，不要長期偏食，也不要只吃同一類食物，要多變化，且仔細咀嚼，增加腸胃消化力，讓食物營養充分吸收。

🍆 在病時：淺嘗、節制，過過癮就好

生老病痛人之常情，不管年輕時多重視養生，也不得不面對老化、衰退與病痛的折磨，差別只在於用什麼心態來看待這人生之常。既然病痛難免，與其擔心什麼該吃、什麼不該吃，不如有節制的吃，吃得心情愉快。就像是想減肥的人，跟他說這個不能吃那個不能吃，反而會造成一種心理上的暗示與懸念，變成吃不到的都是最好吃的。同樣，高齡者消化力減弱，確實有部分不易消化的食材不好多食，或是因為慢性病，部分食物不利病情，但是一味禁止也不是辦法，不如淺嘗即止，吃個一、二口過過癮，重點是多咀嚼、吃得愈慢愈好，刺激腸胃蠕動，再以多樣、多變化的料理吸引食慾，也就不會糾結在所謂不能吃的食物上了。

接下來的每一道食譜，可以說只是一個基本型，搭配不同食材，在配料、煮法、沾醬上變化，就能夠變成更多不同的菜餚來。高齡者的飲食原則其實不難，什麼都能吃，但是一定要記住，多樣、少量、多餐、少調味、多天然、少油膩、多咀嚼，自然身體就少負擔。

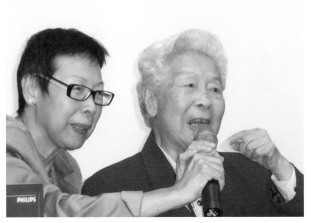

↑ 2011 年 7 月 20 日，中央研究院臺灣史研究所因
　應「流轉年華──臺灣女性檔案百年特展」，舉辦
　「我的生活經驗分享」座談會，莊淑旂博士（右）
　應邀出席座談會分享自己的故事，莊靜芬醫師
　（左）在一旁協助。

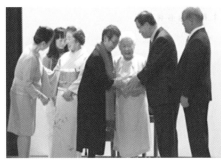

↑ 各方朋友共襄盛舉，母親非常開心地
　歡度 93 歲大壽。

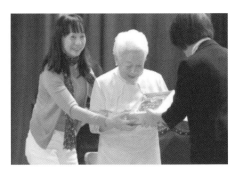

↑ 行政院衛生署為表揚莊博士推廣全民
　健康的貢獻，特頒發卓越貢獻獎。

50 歲，怎樣生活最健康
【增訂版】

特別收錄

26 道
無毒養生食譜

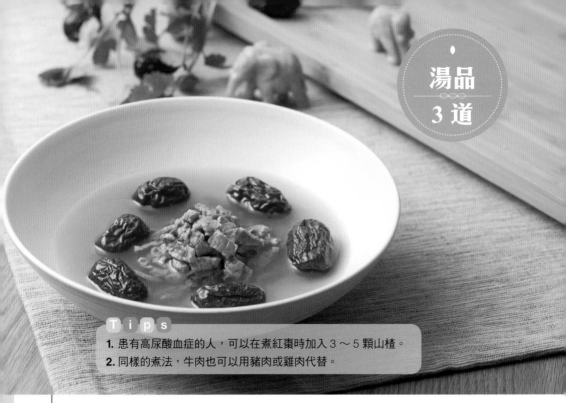

Tips

1. 患有高尿酸血症的人，可以在煮紅棗時加入 3 ～ 5 顆山楂。
2. 同樣的煮法，牛肉也可以用豬肉或雞肉代替。

紅棗養肝牛肉湯

材料：

牛里肌 50 克
紅棗 6 顆
薑 1 片

作法：

1. 紅棗直劃 7 刀，放在 150cc 水中泡隔夜。
2. 牛里肌肉切絲備用。
3. 將薑片、牛肉絲放入泡好的紅棗和水中蒸煮。
4. 約 40 分鐘後就可以起鍋。

● 紅棗養肝 ●

　　肝臟是人體中最重要的排毒器官，年紀愈大，肝臟愈要好好照顧，尤其慢性病患者會因為長期吃藥造成身體極大負擔，所以，護肝、養肝是銀髮維持健康的重要工作，若肝臟健康，體內因藥物、飲食或生活所產生的毒素便可順利排出，身體各器官機能自然強健，免疫能力提升、少病痛。

　　母親莊博士強力推薦紅棗煮成的養肝湯，因為紅棗能緩和藥性、安神、補氣養血，可增加人體血清蛋白，幫助肝臟排毒。小小一顆紅棗，有維生素 A、維生素 C、微量鈣、多種胺基酸以及有機酸、蛋白質、醣類等豐富的營養成分，在我們生活中除了煮成茶飲，也常用於湯品菜餚中出現在餐桌上。

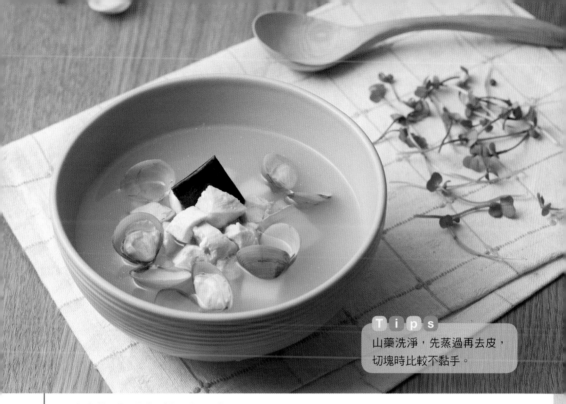

Tips

山藥洗淨，先蒸過再去皮，切塊時比較不黏手。

滋補山藥雞肉湯

材料：

山藥 100 克
蛤蜊 6 ～ 8 粒
雞胸肉 1/2 碗
海帶 1 片（約拇指大）
薑 3 片
酒、鹽少許

作法：

1. 雞胸肉切塊，加少許酒及鹽略醃一下。
2. 山藥、海帶切塊，蛤蜊吐沙 30 ～ 60 分鐘。
3. 依山藥、雞胸肉、蛤蜊、薑、海帶的順序鋪放在湯鍋中。
4. 加水蓋過食材，放少許酒。
5. 先以中火煮開後轉小火，再加蓋煮約 30 分鐘即可。

● 更年期吃山藥 ●

　　更年期是自然生命必經的階段，男女皆同，但是母親和我幾乎沒有這方面的困擾，因為我們長期持續運動，忙著結交朋友，分享健康心得，重視飲食與生活品質，不會過度在意這自然的生理變化，也就安然度過。

　　對更年期及銀髮族而言，山藥是相當優質的食材，其黏滑成分是荷爾蒙的一種，可幫助更年期人們提高荷爾蒙的分泌，以及預防憂鬱不安和老化。更棒的是，山藥所含的消化酵素很容易被人體吸收，能夠迅速地解除疲勞、提振精神。我喜歡用山藥入菜，煮湯、做沙拉、磨成泥，不過，它畢竟是根莖類，胃弱的人多吃容易脹氣，所以即使煮爛的山藥不難咀嚼，還是要慢慢咬、細細吞。

抗敏提胃四神湯

材料：
四神湯材料包 1 包
豬腸 1 副
高湯 1000cc

作法：
1. 購買已處理乾淨的豬腸，回家再用清水充分沖洗。
2. 選擇腸子的一端緊密打 4、5 個結，每個結都拉緊之後剪斷，即成為一段像麻花的豬腸結。
3. 重覆步驟 2。一副豬腸約可以剪 15 至 20 段豬腸結。
4. 將豬腸結、四神湯材料包及高湯放入燉鍋中。
5. 水煮開後以小火燉煮至軟即可（約 3 至 4 小時）。

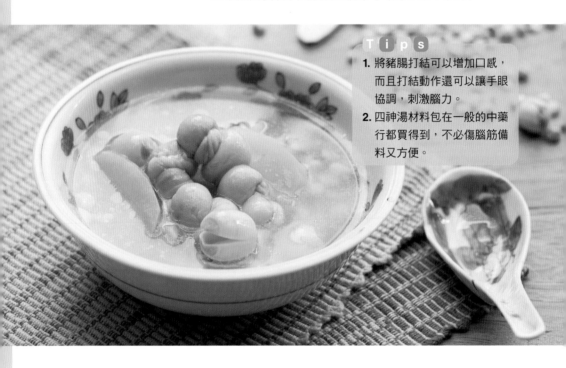

Tips

1. 將豬腸打結可以增加口感，而且打結動作還可以讓手眼協調，刺激腦力。
2. 四神湯材料包在一般的中藥行都買得到，不必傷腦筋備料又方便。

◆ 老少咸宜四神湯 ◆

　　四神湯主要是由蓮子、茯苓、淮山、薏仁（或芡實）所組成，有顧脾胃、益氣、利濕、安神的功效，對於海島型氣候濕氣重的台灣，是非常好的平補湯品。四神湯也適合腸胃較弱的高齡者食用，或是過敏的孩童及術後體虛的病人，也都可以用四神湯來補充元氣。而且四神湯澱粉分量高，血糖過高的人可以當做主食，增進食慾及幫助控制血糖。

　　四神湯搭配豬腸是常見的最佳組合，吃腸補腸，且腸子一般較具有韌性，慢慢咬嚼，可以強化口腔及腸胃功能，有吞嚥困難的高齡者，也可以在將豬腸充分咀嚼、吸收湯汁後吐出，或是搭配排骨、豬肉燉煮也可以。

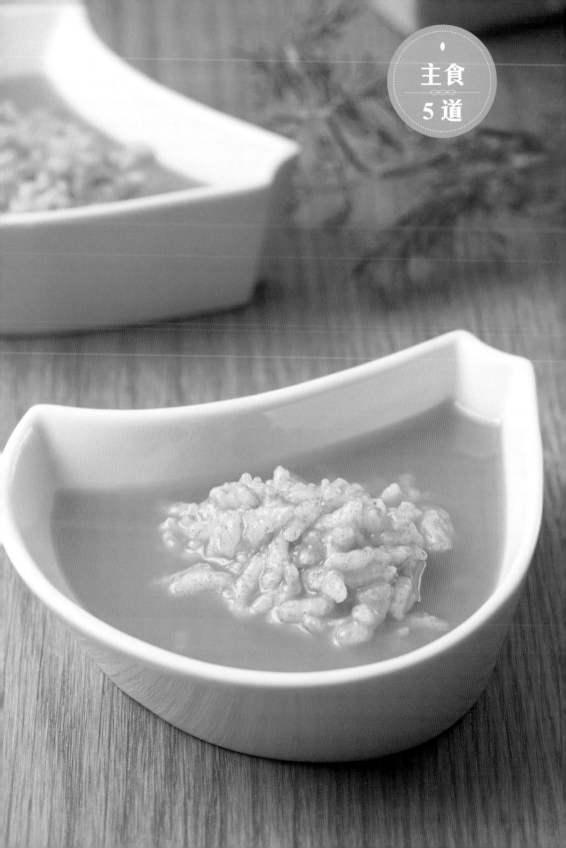

暖身抗氧化粥

材料：
米 1 杯
紅蘿蔔汁 8 ～ 10 杯
薑汁 1 湯匙

作法：
1. 米洗淨加水，浸泡隔夜。
2. 紅蘿蔔切細，用果汁機打碎，瀝掉渣取汁。
3. 浸泡過的米放入紅蘿蔔汁、薑汁，加蓋。
4. 用電鍋蒸約 40 分鐘即可。
5. 如果使用瓦斯爐，需隔水蒸煮。

Tips

1. 煮好的熱粥可搭配小菜，或是加黑糖拌勻成甜粥。
2. 紅蘿蔔汁可以用水、高麗菜汁等取代。榨汁後的紅蘿蔔渣、高麗菜渣，可以加入麵粉煎成餅，例如高麗菜餅可以加蔥做成蔥油餅，紅蘿蔔餅則可鹹也可甜，看個人口味。

● 蒸粥 ●

　　隔水蒸煮的米粥，所煮出來的米粒分子較細，也較香 Q 爽口，直接加熱的煮粥方式，味道不及蒸粥，而且營養也比較容易流失。蒸粥對身體較無負擔，紅蘿蔔粥的暖系色澤可以增加食慾，雖然一樣是蒸粥，但卻因為有顏色的變化不覺得膩，搭配含有油脂的配菜，則可以讓脂溶性營養吸收得更好。

● 薑祛寒保暖 ●

　　患有心血管疾病的高齡者，下肢容易血液循環不良、手腳冰冷，在料理時可以多運用薑片和薑汁，讓體內能量提升、調節身體溫度。薑除了具有調節體內溫度的功效之外，還可以健胃、促進食慾，不論是用燉煮或煎炒，薑特有的辛香氣味，會讓人不禁想趕快吃一口。

　　薑不只是用在料理，身體容易受寒的部位也可以用薑來熱敷，把適量的薑剁碎加少許花椒粒乾，炒去水分後再用紗布包起來，熱敷寒冷的部位，可以祛寒、舒緩不適、提升身體機能。熱敷後的薑和花椒不要丟掉，加水煮可以用來睡前泡腳。

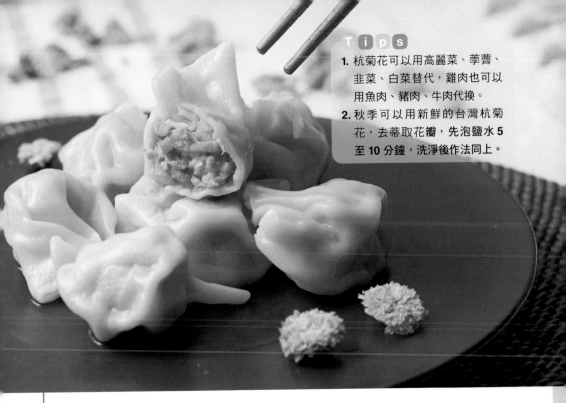

T i p s
1. 杭菊花可以用高麗菜、荸薺、
   韭菜、白菜替代，雞肉也可以
   用魚肉、豬肉、牛肉代換。
2. 秋季可以用新鮮的台灣杭菊
   花，去蒂取花瓣，先泡鹽水 5
   至 10 分鐘，洗淨後作法同上。

養生菊花餃

材料：

乾杭菊花 1 大碗

雞絞肉 150 克

蛋 1 個

麻油 1 大匙

香菜末 1 大匙

芹菜末 1 大匙

鹽 1 小匙

水餃皮 1 包

作法：

1. 乾杭菊花去蒂只留花瓣。
2. 將所有材料一起拌勻包成水餃。

● 吃花趣 ●

　　以花入宴，在視覺、嗅覺和味覺方面是全然不同的享受，有些食用花還因為口感佳、氣味芬芳，成為桌上的常見菜餚，像是金針花、桂花、野薑花等等。鮮花富含多種胺基酸及維生素，還有豐富的常量元素和微量元素等人體不可缺少的多種營養成分，不同的食用花也有不同的功效，比如桂花能化痰、止咳、平喘、治口臭；玫瑰花活血理氣、養顏；曇花潤喉、降血壓、治咳嗽；梔子花清肺涼血；梨花清熱化痰⋯⋯。

　　在眾多的食用花裡，我喜歡以菊花入菜，菊花能清心、除煩、去燥、解毒清熱、醒腦明目，而且沒有過於濃郁的香氣，只帶有清爽的秋天氣息。為了提振高齡者的食慾，新鮮又不會太過火的菊花正好！

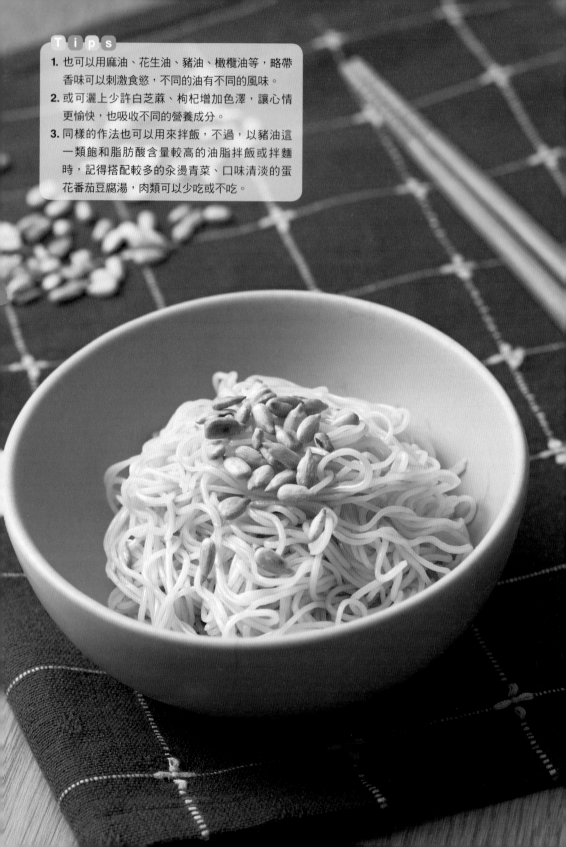

Tips

1. 也可以用麻油、花生油、豬油、橄欖油等,略帶香味可以刺激食慾,不同的油有不同的風味。
2. 或可灑上少許白芝蔴、枸杞增加色澤,讓心情更愉快,也吸收不同的營養成分。
3. 同樣的作法也可以用來拌飯,不過,以豬油這一類飽和脂肪酸含量較高的油脂拌飯或拌麵時,記得搭配較多的氽燙青菜、口味清淡的蛋花番茄豆腐湯,肉類可以少吃或不吃。

暖胃苦茶油麵線

材料：
麵線 1 把
苦茶油 1 大匙
松子 1 小匙

作法：
1. 松子以小火乾炒，炒香備用。
2. 麵線煮熟撈放入大碗中。
3. 先加入苦茶油拌勻，再灑上松子略拌一下。

● 東方橄欖油 ●

有人稱苦茶油是「東方橄欖油」，因為苦茶油的營養成分完全不輸橄欖油，含高比例的單元不飽和脂肪酸，可以讓血液中的壞膽固醇被好的油脂取代，減少血管因堆積壞膽固醇造成栓塞的機率。加上又耐高溫，相當適合用來烹飪。苦茶油麵線可以減緩胃弱、胃寒或胃痛的不適。

● 吃油不能偏食 ●

母親常常叮嚀不能偏食，即使是家中的烹調用油也會常常更換，每一種油都有不同的營養，全食的飲食觀當然包括食用油在內。像是苦茶油、麻油、花生油、葵花子油、葡萄子油，甚至是豬油等都可以吃，和食材一樣多變化。

**廚 房
小祕訣**

部分常用食材可以事先處理好，密封保存備用，隨時為食物增添風味和營養。
◆ 枸 杞：為確保食用安全，枸杞買回後先洗淨，再烤乾或風乾就可以放入密封罐保存。
◆ 堅果類：如松子、花生、腰果、核桃等，先用小火炒香，待冷卻就可以放入密封罐中保存。

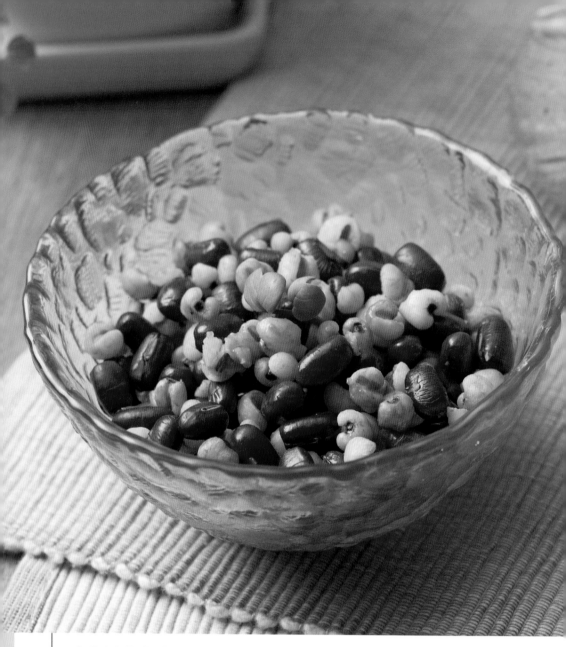

消腫美白紅豆薏仁飯

材料：

紅豆 1/2 杯
薏仁 1 杯

作法：

1. 紅豆、薏仁洗淨，放入等量的水浸泡隔夜。
2. 第二天放入電鍋同煮飯的方式煮成飯。

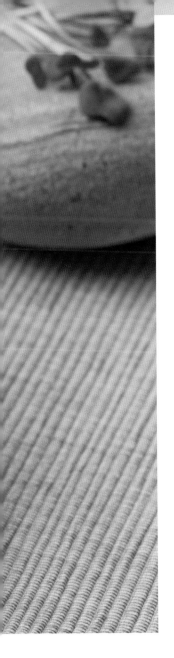

1. 煮成飯後當配菜的主食。
2. 放入煮好的《特製甜湯》中，就可以成為一道紅豆薏仁甜湯，也可以再放入當季的新鮮水果，或加入少許桂花，即成為高雅甜品。

特製甜湯

延伸料理

材料：
薑 1 片、白木耳 1/2 碗、水 1 大碗、黑糖依個人口味、葡萄乾少許

作法：
1. 白木耳先洗淨泡軟備用。
2. 把所有食材放入湯鍋中煮開即可。

TIPS 可以加入紅豆薏仁飯、湯圓等，成為甜點。

● 五穀雜糧多元營養 ●

　　從小，家裡餐桌上每道食物就時時刻刻變化，從食材、食用油、天然調味料到米飯麵食，因為菜色的多變豐富，想挑食都覺得是可惜，自然什麼都想吃，什麼都不挑。喜歡用多穀類做料理，不只是因為人吃五穀，更因它的營養多元與變化眾多。像是食譜裡的紅豆薏仁，可鹹可甜，再換綠豆，或是加紫米、胚芽米、糙米、麥仁、燕麥等等，多種組合，多種搭配，每當掀開飯鍋，總有不同的驚喜，連顏色也能刺激食慾。

　　當然白米也可以是其中的一員，部分人對於白米的偏好已經養成，只要再搭配容易被接受的五穀雜糧，慢慢調整比例，非白米不吃的習慣也可以逐漸改善，重點還是在於多吃不同的營養、多纖維，防便秘。一般煮法可以直接當飯配菜吃，牙齒不好、消化功能較弱的人，可以打成汁喝或煮成稀飯，但是一定要慢慢咬、慢慢吞、慢慢喝，而且一次不要吃太多。打成五穀漿時，還可以加些帶有香氣的花生、杏仁、芝麻或蜂蜜等一起打，味道更好。

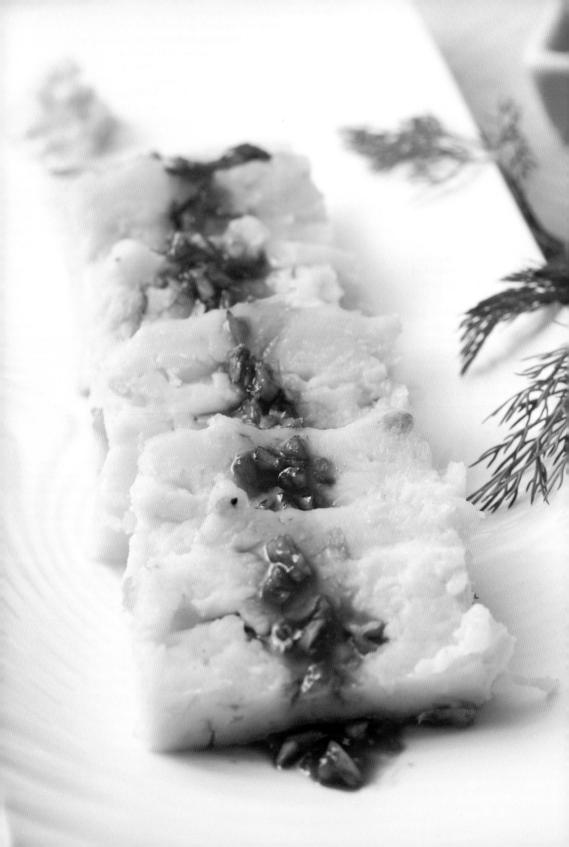

提神蘿蔔糕

材料：

白蘿蔔 1 大條、在來米粉 1 包（約 500 克）、蝦米 1 小碗、香菇（已泡軟）1 小碗、絞肉 1 小碗、紅蔥頭 1 小碗、胡椒粉 1 大匙

作法：

1. 蝦米、香菇洗淨，用熱水泡軟（約 30 分）後取出切丁備用，泡蝦米及香菇的水不要倒掉。
2. 蘿蔔刨絲備用。
3. 紅蔥頭先爆香，接著放入絞肉、香菇丁、蝦米丁略炒。
4. 倒入 3 碗水（含泡蝦米及香菇的水）加蓋煮開，煮出味道後備用。
5. 在來米粉加 1000cc 水攪拌均勻後加熱。
6. 邊加熱邊攪拌，煮至略帶黏稠感後，放入 2 料拌勻。
7. 將所有食材倒入蒸鍋中拌勻，待水開後轉小火蒸約 2 小時即可。

Tips

1. 喜歡吃軟一點蘿蔔糕的人，可以增加水的比例；喜歡蘿蔔味重一點的，1000cc 的水可以另外用果汁機將蘿蔔打成汁代替。
2. 也可以只加蘿蔔，不加其他配料。
3. 吃的時候可用經典台式蘿蔔糕吃法，沾大蒜醬油，或是想嘗試不同創意吃法，也可沾烏醋、桔子醬、香椿醬等。
4. 蘿蔔糕可煎或煮成蘿蔔糕湯。

蘿蔔糕湯

延伸料理

作法：

1. 蘿蔔糕切塊。
2. 青蒜切絲、爆香。
3. 再放入切片的蘑菇、茭白筍略炒。
4. 放入高湯、蘿蔔糕煮開即可。
5. 口味重的可以加入鹽、胡椒等調味。

● 陪伴多食慾 ●

　　高齡者需要熱量，尤其是經常沒什麼食慾的人，吃一些熱量較高的食物無妨。老年食慾不振，有可能是因為活動力降低或消化慢，不容易有飢餓感，但是高齡者不能過飽或過餓，過飽會造成身體負擔，過餓則容易造成疲勞、暈眩、脾氣不佳。

　　要引起食慾，家人的陪伴與用心變化料理是有效的方式，親人陪著吃東西，多關懷，找他喜歡吃的食物，但也不是順著他偏食；用心變化料理，從烹調方式、配料、沾醬求新求變，本來不想吃的食物也會讓人想嘗嘗看。

　　像是蘿蔔糕就有許多不同的吃法：剛蒸好直接吃，特別清甜；切片煎到金黃色，香氣四溢；切塊煮成湯，溫暖有飽足感，再搭配多種選擇的沾醬，一塊蘿蔔糕也可以如此千變萬化，怎麼可能忍住不吃？

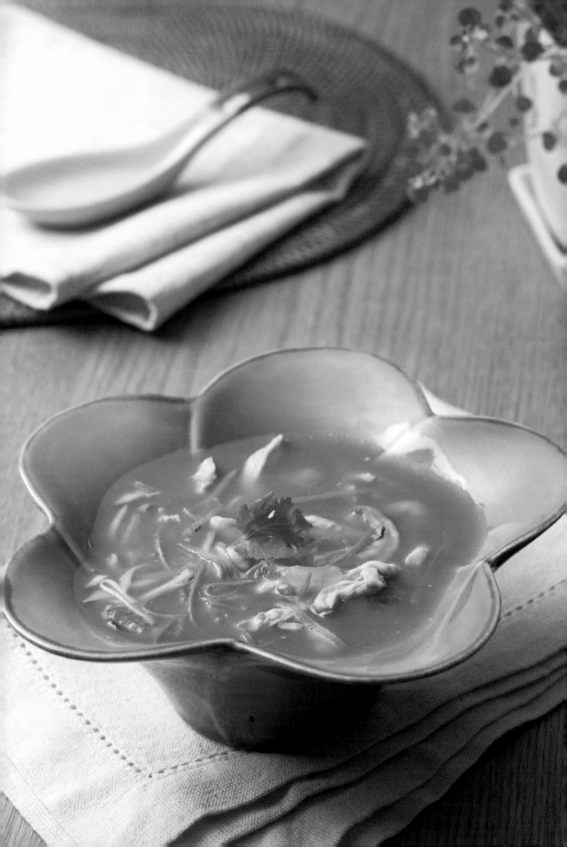

膠原三鮮羹

材料:

魚片 1/2 碗
白蝦乾 10 隻
雞肉絲 1 碗
紅蘿蔔絲 1/2 碗
筍絲 1/2 碗
香菇絲 1/2 碗
珊瑚草 1 朵
水 1000cc
烏醋及胡椒少許
麻油少許

作法:

1. 珊瑚草洗淨,前一夜先以清水浸泡,最好每 30 至 60 分鐘換一次水,到沒有鹽味為止。
2. 白蝦乾洗淨,用一碗水浸泡隔夜。
3. 浸泡過的珊瑚草瀝乾水分切碎後,放入鍋中,加 1000cc 的水。
4. 先以大火煮開後轉小火,直到珊瑚草完全化開消失。
5. 接著倒入白蝦乾以及浸泡的水,轉中小火。
6. 將白蝦乾煮軟,再放入香菇絲、雞肉絲、紅蘿蔔絲和筍絲。
7. 再次煮開後,放入魚片煮到熟。
8. 吃之前,可加少許烏醋、麻油及胡椒調味。

● 高齡反而更需要高蛋白 ●

　　蛋白質是銀髮族飲食中重要的營養元素,當消化吸收能力隨著年齡增長而降低,蛋白質的吸收力當然也會下降。蛋白質的攝取會影響肌肉、血管的再生,攝取不足,不僅會提高腦出血的風險、降低免疫力,年長者最怕的跌倒,也會因蛋白質不足而增加骨折的機率,所以在吃得少、吸收少的情況下,就更要挑選優質易消化的蛋白質食物,如魚、蝦、雞肉等蛋白質含量豐富,也容易被人體吸收。

　　另外一提,雞蛋的蛋白質含量其實不算高,但其中所含的胺基酸比例很適合人體生理需要、容易吸收,利用率甚至高達 98% 以上,而且雞蛋中的鈣、磷、鐵和維生素 A、B 也很豐富,還含有其他多種人體必需的維生素和微量元素。除非有慢性病或特殊情況,銀髮族一天一顆雞蛋補充蛋白質還是可以的。

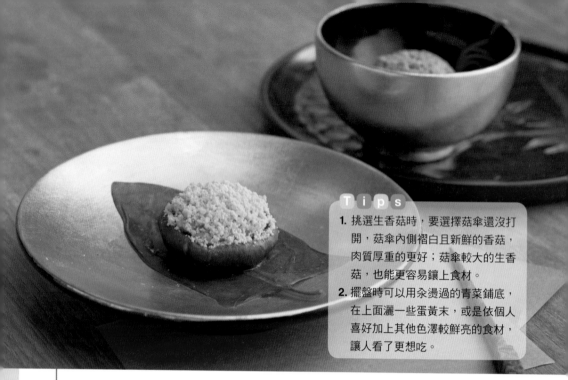

T i p s
1. 挑選生香菇時，要選擇菇傘還沒打開，菇傘內側褶白且新鮮的香菇，肉質厚重的更好；菇傘較大的生香菇，也能更容易鑲上食材。
2. 擺盤時可以用汆燙過的青菜鋪底，在上面灑一些蛋黃末，或是依個人喜好加上其他色澤較鮮亮的食材，讓人看了更想吃。

不老養生香菇鑲

材料：

生香菇 2 ～ 4 朵
絞肉 1/2 碗（約 50g）
玉米粉 1 小匙
麻油 2 小匙
鹽 1 小匙
紅蘿蔔末 1 大匙
雞肝 1/4 個

作法：

1. 雞肝切細塊、生香菇去蒂備用。
2. 絞肉加入玉米粉、麻油、鹽，拌勻後平分為二份。
3. 一份絞肉加入切細的雞肝，以及一點點紅蘿蔔配色。
4. 另一份絞肉加入其餘的紅蘿蔔末拌勻。
5. 將絞肉分別鑲在香菇上，放入蒸盤中。
6. 約蒸 15 至 20 分鐘即可。

● 吸收大地精華的香菇 ●

　　香菇可以說是經過大自然滋養，吸收大地萬物的精華食材。香菇幾乎不含卡路里，但是卻含有許多重要的營養素和纖維質，同時還具有提高體內免疫機能的功用，可以增加對疾病的抵抗力、降血壓、減少膽固醇。

　　乾香菇和生香菇營養一樣豐富，而且經過陽光曝曬，香菇中含有一種成分可以直接轉換為維生素 D_2，幫助鈣質攝取、強健骨骼、預防骨質疏鬆，所以多吃香菇可以幫助體內維生素 D 的製造。對高齡者而言，香菇是既可促進鈣質吸收，又可降低膽固醇和預防高血壓的好食材，只是乾香菇纖維較硬，烹煮前要以微熱的水充分泡軟，吃的時候也要多咀嚼再吞下。

強化筋骨爌肉

材料：

豬腳 1 個
豬尾 2 條
大蒜 2、3 瓣
薑 3 片
醬油 5 大匙（約 75cc）
蠔油 5 大匙
水 750cc
紅蘿蔔 180g
海帶結 40g
豆干 400g

作法：

1. 將紅蘿蔔、海帶、豆干，配合豬尾段的長度切長塊。
2. 先將炒鍋加熱後再放入豬腳，不用放油，以乾鍋炒到出油。
3. 再放入切段的豬尾，繼續略微拌炒。
4. 放入蒜瓣、薑片略炒出香味後，倒入醬油和蠔油，炒到豬腳及豬尾上色（約 1 至 2 分鐘）。
5. 4 料倒入燉鍋中，再放入紅蘿蔔、海帶、豆干，煮開後加水轉小火煮約 4 小時，入味即熄火。

◀ 筋尾腳補筋骨 ▶

　　動物的尾巴應該是全身動最多的部分，隨著不停擺動，這個部分的皮肉油較少且特別富有彈性與膠原蛋白。銀髮族體內生成膠原蛋白的速度，會慢慢趕不上身體需求，所以應該多吃富含膠質的牛尾、豬尾、豬腳、腳筋、豬耳朵、大腸等食物來增強腳力與體力，特別是容易腰酸背痛、關節酸痛，或容易手腳扭傷的人，更應該多補充膠質，其他白木耳、黑木耳、秋葵、山藥等也都是膠質含量很高的食物，可以多吃。

Tips

1. 這道菜餚可以增加食慾，補充能量。
2. 購買豬腳、豬尾時，可先請賣家將豬腳切塊，豬尾切段。

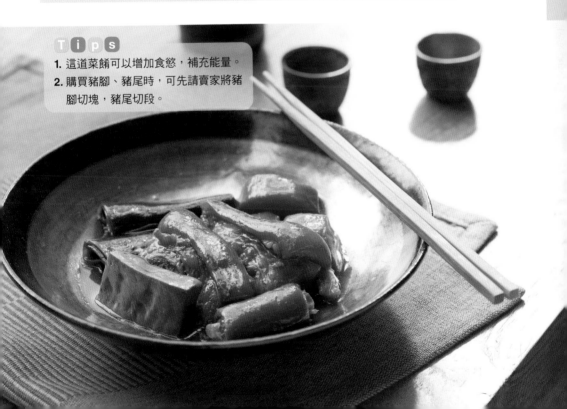

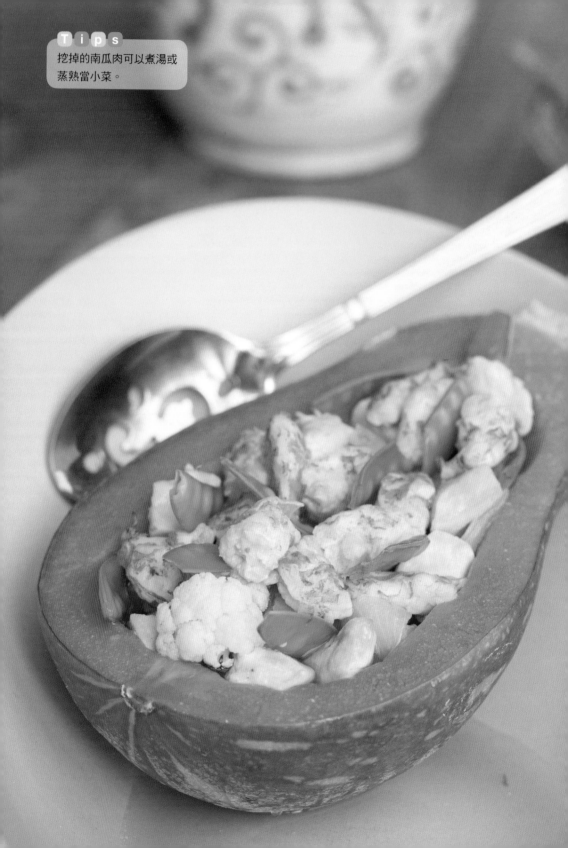

Tips

挖掉的南瓜肉可以煮湯或
蒸熟當小菜。

明目免疫南瓜盅

材料：

南瓜 1/2 個（約 300g）
蝦 100g
雞肉 100g
洋蔥 50g
荸薺 50g
蘑菇 40g
白花椰菜 40g
扁豆 50g
太白粉 1 小匙
鹽 1 小匙
胡椒 1 小匙
麻油 1 小匙
薑末 1 小匙

作法：

1. 把南瓜籽挖掉，南瓜肉挖去 1/2 備用。
2. 蝦、雞肉、洋蔥、荸薺、蘑菇切丁，白花椰菜切小朵、扁豆去絲後切半。
3. 蝦用太白粉拌勻醃 10 分鐘，雞肉加鹽和胡椒拌勻，也醃 10 分鐘。
4. 鍋熱後放入麻油、薑末、洋蔥爆香。
5. 放入荸薺拌炒後略燜一下。
6. 將炒好的荸薺、洋蔥放在處理過的南瓜裡。
7. 再依序放入雞肉、蘑菇、花椰菜後，盛盤篜約 40 分鐘。
8. 開蓋放入蝦和扁豆略拌一下，再蒸熟即可。

● 天然食物補充葉黃素 ●

多補充葉黃素可以延緩老年黃斑部退化的症狀，現在 3C 產品盛行，罹患黃斑部病變的年齡層逐年下降，多吃含葉黃素食物，能有助於保護眼睛，防止傷害增加。

因為人體無法自行合成葉黃素，應多吃富含葉黃素的食物保護眼睛。如奇異果、玉米、蛋黃、深綠色蔬菜（甘藍菜、菠菜、芥藍菜、綠花椰菜、豌豆等）、黃橙色蔬果（南瓜、胡蘿蔔、彩椒、地瓜等）都富含葉黃素，平常多攝取，再注意讓眼睛多休息，做做護眼運動，可減少眼睛發生病變的機率。

● 大菜練腦力 ●

南瓜盅在餐桌上稱得上是大菜，食材多、過程也比較繁瑣。我一向喜歡簡單的食材與烹調，但本書中卻有不少像南瓜盅這樣比較複雜的菜餚，會設計這類食譜，一方面是因為在家也能打打牙祭，滿足一下口慾，另一方面，如果是常自己下廚的人，可以用這些大菜練練手，從採買、洗選食材、切、挖、醃、炒、蒸，一步一步慢慢做，動手的同時也訓練腦力。動手做料理看似平常，卻不是一件簡單的事，需要在腦中規畫、安排、配菜、調味，不只刺激五感，也能活化腦部不同區位，不失為預防老年失智的良方。

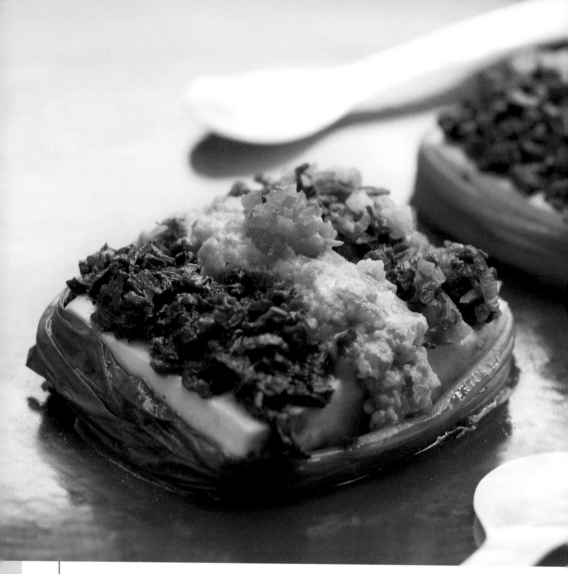

活力酵素梅菜豆腐

材料：

絞肉 1 碗
梅干菜 1/2 碗
酸菜 1/4 碗
板豆腐 1 塊
水 1/4 碗
麻油 1 小匙

作法：

1. 梅干菜、酸菜洗淨後剁碎備用。
2. 板豆腐切 2 公分厚片，鋪在蒸盤上。
3. 在豆腐的中間鋪上絞肉，兩側分別放梅干菜及酸菜。
4. 中火煮開後轉小火，蒸約 20 分鐘即可。

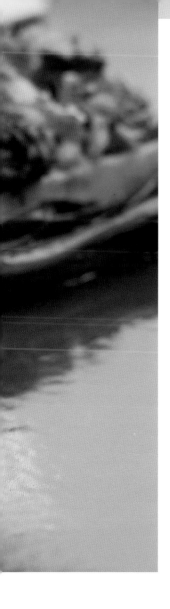

Tips

1. 梅干菜清洗時要特別注意沙土是否清洗乾淨。

2. 如果買到的食材鹽分較高,可以略泡在水中去除鹽分後再烹調。

3. 有腎臟病、高血壓的人要少吃高鹽食物,可以選擇低鹽製品,但還是以少量、少吃為宜,也可自己製作無鹽的醃漬品,或是在洗淨後延長泡水時間,至少 30 分鐘以上,讓鹽分去除。甚至,只吃下面蒸熟的豆腐也別有一番風味。

發酵醃漬品也能有健康好味道

　　醃漬食物,在保存食物不易的年代是一項令人驚喜的發明,所以就算是科技發達,食物保存不再是令人煩惱的問題時,醃漬食物也不曾從餐桌上消失不見,反而是只求美味、色澤亮麗的人工製造過程危害健康,才讓不少人對醃漬食物敬而遠之。

　　食物本身無罪,而是黑心商人為了賣相用非天然的方法,破壞了原有的健康美味。客家人對醃菜十分講究,也常常入菜,但長壽人口比例同樣偏高,所以影響健康的問題不在於醃漬食物,而是在於整體的飲食型態,以及醃製的過程。

　　健康的醃菜從選材開始就要注意,應挑選盛產期的食物來製作,而不是吃不完快壞了再來醃製,醃菜需要乾燥過程,要經過陽光曝曬、吸收陽光能量,同時陽光也有殺菌作用,能抑制壞菌滋長,製作的場所也要注意通風、乾燥、乾淨。選新鮮食材、未添加甘味劑或其他人工添加物,再加上天然乾淨的製作過程,所醃製出來的醃菜絕對能保存當季蔬菜的鮮美與原味的甘甜。

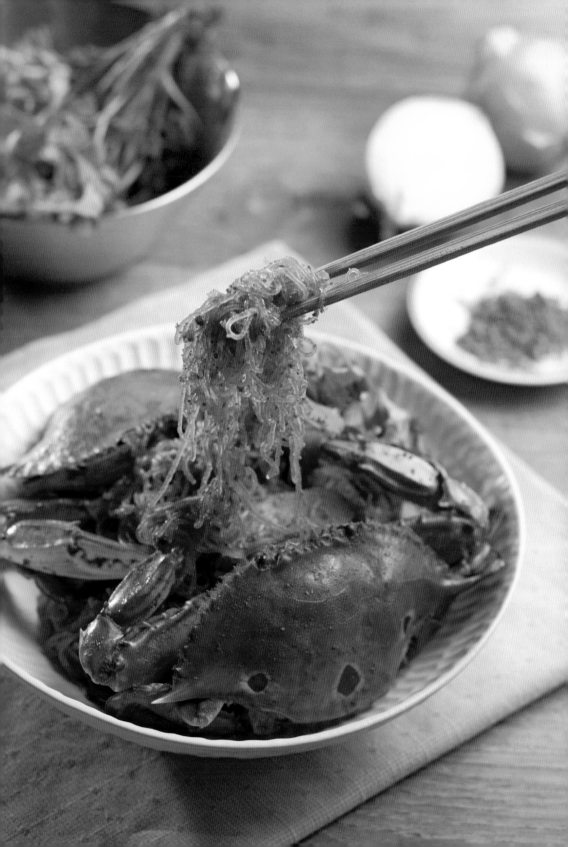

暖胃強身咖哩螃蟹冬粉

材料：

螃蟹 2 隻（約 1 斤）、洋蔥 1 顆、大蒜 2 瓣、薑末 1 小匙、咖哩 3 大匙、
薑黃 1 大匙、鹽 1 小匙、冬粉 2 至 3 把、胡椒 1 小匙、花生油 1 大匙、水 400cc

作法：

1. 購買處理乾淨的螃蟹，將外殼剝開留著後用。
2. 去殼的螃蟹從中間對切兩半，去掉腸、肺，洗淨。
3. 冬粉先泡軟後，瀝乾水分，用剪刀剪短一點。
4. 洋蔥切細絲，以花生油炒香，再放入切細的大蒜及薑末。
5. 等蒜、薑的香味出來，放入咖哩粉、薑黃粉略炒。
6. 放入螃蟹，拌勻，再加水、冬粉拌炒，燜約 10 分鐘。
7. 等冬粉入味，再放入蟹殼燜到變色。
8. 最後加入胡椒略拌一下就可以起鍋。

● 健康新寵：薑黃 ●

印度咖哩鮮黃的色澤來自薑黃，因為形狀似薑所以叫薑黃。薑黃在南洋料理中常見，可以入菜、煮飯，添加料理風味。薑黃中的薑黃素可以促進膽汁分泌，保肝護肝；刺激胃液和唾液的分泌，幫助消化；抗氧化，消除自由基，預防腫瘤發生、惡化、增生；提高心臟功能，預防高血脂及動脈硬化；也能預防記憶力衰退。

銀髮族的多元飲食，例如地中海料理常用的香料：迷迭香、番紅花、薰衣草，或是南洋料理中的檸檬葉、香茅、椰奶、魚露等異國料理及食材都可多方嘗試，千萬不要為自己的飲食習慣設限。

Tips

1. 冬粉想吃軟一點，可以多加一些水。
2. 花生油可以用麻油或苦茶油替換，螃蟹加薑、熱性油烹煮可以平衡寒性。

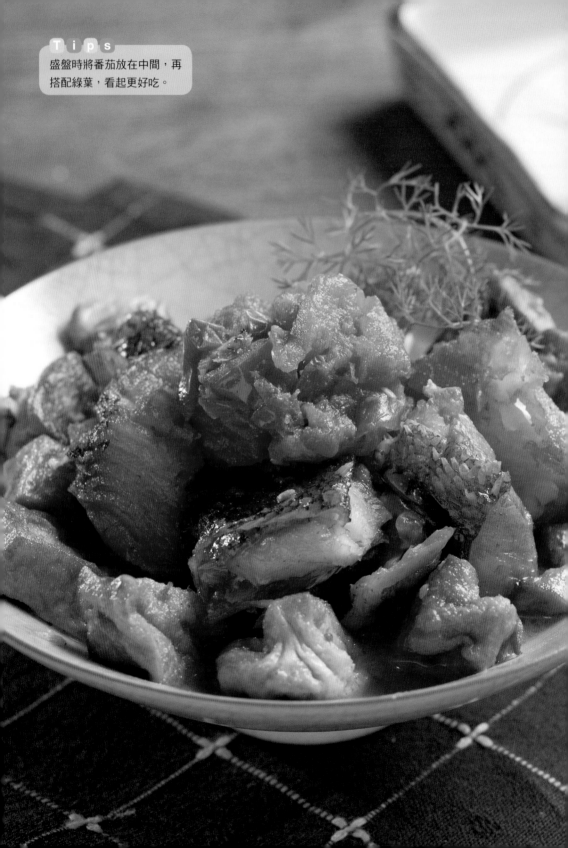

Tips
盛盤時將番茄放在中間，再
搭配綠葉，看起更好吃。

高鈣健腦燜魚頭

材料：
大魚頭半個
黑柿番茄 6 個
板豆腐 1 塊
蔥 6 根
薑 6 片
醬油 2 大匙
酒 2 大匙
花生油 2 大匙

作法：
1. 魚頭切 8 至 10 塊。
2. 蔥切段、黑柿番茄切 4 等份、豆腐切 1 公分厚片備用。
3. 花生油加熱，放蔥、薑炒香。
4. 放入魚頭煎香後取出備用。
5. 豆腐煎到金黃色取出備用。
6. 鍋內先鋪豆腐墊底，再依序放入魚頭、番茄、醬油、酒、水 200cc。
7. 加蓋燜 30 至 40 分鐘即可起鍋。

● 魚肉補充 Omega-3 脂肪酸防失智 ●

　　高齡者要多吃魚，不只因魚肉容易消化，還有魚肉中所含的 Omega-3 脂肪酸，Omega-3 脂肪酸主要是指「DHA」和「EPA」，魚肉中所含的「DHA」台灣並不陌生，更特別的是，研究發現 DHA 在腦中含量相當多，而且是少數能夠進入腦細胞的物質之一。

　　Omega-3 脂肪酸可降低血液中膽固醇含量，也可減少三酸甘油酯的含量，能預防脂肪肝產生、抑制癌細胞增生、減少腫瘤的大小及數量，是天然的血液稀薄劑，更可防止血塊凝結、預防心臟血管疾病、減低動脈硬化及罹患老年失智的機率。

| 解饞 小炸物 | 偶爾想吃吃油炸食物時，可以炸魚柳條。將去骨無刺的魚片切適中條狀，先加入少許鹽及切細的羅勒拌勻，再沾些麵粉油炸至金黃色即可。其中，羅勒可以更換切細的迷迭香，或香椿、香菜等配料。 |

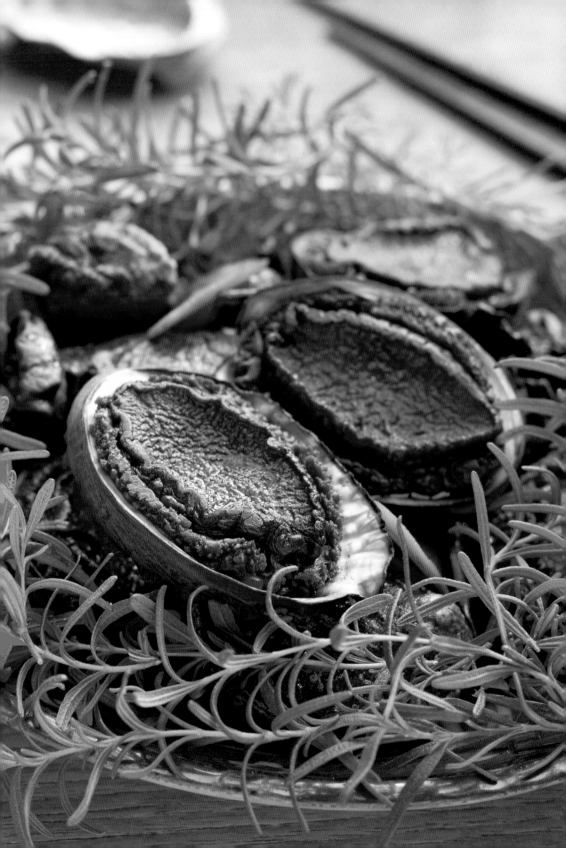

益智開心煨鮑魚

材料：
活鮑魚 1 斤
海帶 1 節
猴頭菇 1/2 顆
香菇醬油 1 碗
甜椒 1 小片
薑 1 片
米酒 1 碗

作法：
1. 新鮮鮑魚洗淨後，用清水浸泡 10 分鐘，再清洗一次。
2. 猴頭菇洗淨放入燉鍋中，加海帶、香菇醬油、薑片、米酒及水（約蓋過食材）。
3. 煮開後放入鮑魚，水滾轉小火燜 1 小時即可。
4. 擺盤時可搭配切絲的甜椒、綠色香草，更能引起食慾。

Tips

1. 挑選生鮑魚時，要注意外型是不是完整無缺，珠邊均勻、色澤鮮亮、圓厚型的鮑魚較佳。
2. 整顆鮑魚直接食用，或切片吃都可以。

● 內藏不盡餘財的海味之冠 ●

鮑魚通常會出現在年節喜慶、筵席宴客的餐桌上，除了因為鮑魚肉質軟嫩鮮美、營養豐富，有「海味之冠」的稱譽外，還因為「包」有「餘」錢的喜氣諧音，代表著內藏不盡餘財，深受華人圈喜愛。

鮑魚含不飽和脂肪酸、維生素 E，能幫助預防心血管疾病，還含有蛋白質、鐵、磷、鈣、鉀、硒、維生素 B_1、B_2、菸鹼酸等營養，以及特別可抗老、抗氧化的蝦青素，能增強免疫力、明目解疲勞。鮑魚能滋陰補陽，補而不燥，還可調節血壓，是營養非常溫和多元的食材。一般為了保存，常見乾鮑，但比起新鮮鮑魚，乾鮑在加工過程中，不只會流失大部分的營養素，連新鮮鮑魚原有的鮮甜也會受到影響，所以在料理時我大多還是選擇新鮮鮑魚。

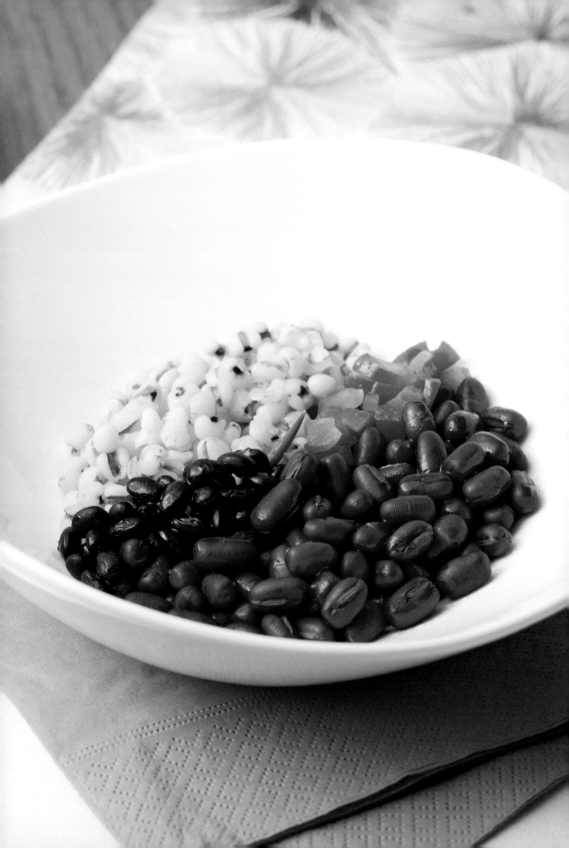

消腫固腎三色豆

材料：

紅豆 2 大匙
薏仁 2 大匙
黑豆 2 大匙
水各 3 大匙
蒸杯（約 150ml）3 個

作法：

1. 紅豆、薏仁、黑豆各別洗淨，分別放入 3 個蒸杯裡。
2. 各加水 3 大匙，浸泡到隔夜。
3. 將浸泡過後的紅豆、薏仁、黑豆連同蒸杯一起放入電鍋中。
4. 外鍋放 2 杯水，蒸好後略燜 15 分鐘即可。

Tips

1. 裝盛時，可以用色彩鮮豔的甜椒配色，再加點蔥尾增添綠意。
2. 三色豆可以替換黃豆、綠豆、豌豆等食材任意組合。
3. 這道食譜鹹甜都可以，視個人喜好變化口味。

◆ 吃出趣味來 ◆

　　看到像三色豆這道菜餚在眼前，一顆顆粒粒分明，你會選擇怎麼樣的方式吃？用湯匙舀起來大口吃？或是用筷子一顆一顆慢慢夾起細細品味？不管以什麼方式，其實都很好，吃是一種享受，不只料理方法不設限，連吃的方式也可以有不同的變化。今天想大口品嘗，明天想一點一點吃，隨著心情走也無妨，只要記住，不管食物如何放進嘴裡，一定要細細嚼、慢慢嚥，不虐待自己的腸胃。這種在生活細節上的小趣味，把三餐當作享受，食物的營養就不只是吃進來的，也會從心情、態度慢慢發酵，生活的美好就在於此。

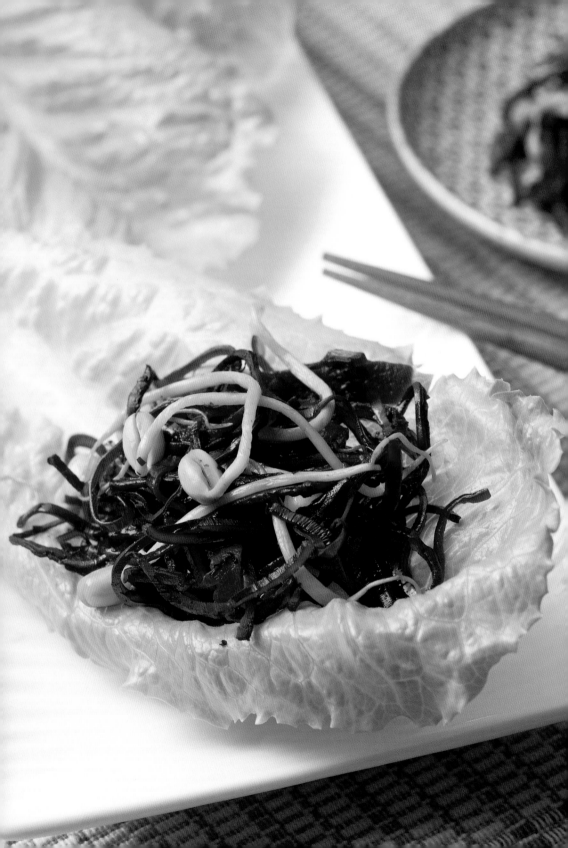

抗老五蔬絲

材料：

牛蒡 1 碗
紅蘿蔔 1 碗
海帶芽 1 碗
黃豆芽 1 碗
黑木耳 1 碗
蘿蔓 5 片
水 1 碗
醬油 1/2 碗
味醂 1/4 碗
乾柚子皮 1/2 小匙
辣椒粉少許

作法：

1. 海帶芽泡軟切絲，牛蒡、紅蘿蔔、黑木耳切絲。
2. 將所有食材放入鍋中，煮開後小火煮 30 分鐘。
3. 蘿蔓一片一片撥開洗淨，放在冷開水裡泡 10 分鐘。
4. 瀝乾、擦乾水分，以便擺盤。
5. 將煮好的五蔬絲放在蘿蔓上，吃起來更清爽。

Tips

1. 這道五蔬絲的重點在於五種食材等量，也可以更換自己喜歡的食材烹煮。
2. 一餐未吃完可以留到下一餐當小菜。

● 抗老的烹調藝術 ●

　　母親莊博士不只一次提起，高齡者可以多做家事防老化及失智。人活著除了要多運動，也要多刺激腦部，而日常的家事，對活動力大不如前的高齡者來說，正是手腦並用的最佳活動，料理更是好的手腦訓練，而且具有千變萬化、無窮的趣味。

　　就拿這道抗老五蔬絲來說，將所有食材細細切絲，就需要細心、專注與耐心，我們不是大廚，不需要俐落快速的刀工，不急不躁慢慢切，切絲後的食材更易燉煮，營養也容易釋出。為自己或為家人做料理，不分男女、不論年紀，在料理的過程中享受自己的步調，不管是絲絲入味、塊塊分明或片片好滋味，烹調的是營養，也是人生。

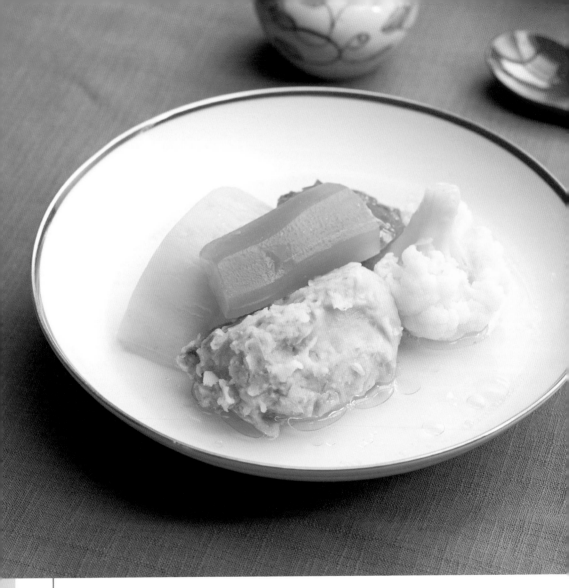

鄉村平食原味煮

材料：

自製雞高湯（後附作法）
白蘿蔔 1/2 條
番茄 2 個
芋頭 1/2 個
花椰菜 1/4 顆
菜心 1/2 條

作法：

1. 白蘿蔔、芋頭、菜心切大塊；番茄對半切、花椰菜分小朵。
2. 自製雞高湯內放入白蘿蔔、芋頭，小火煮至軟。
3. 再放入番茄、菜心煮 10 分鐘。
4. 最後放入花椰菜，轉中大火煮 5 分鐘即可。

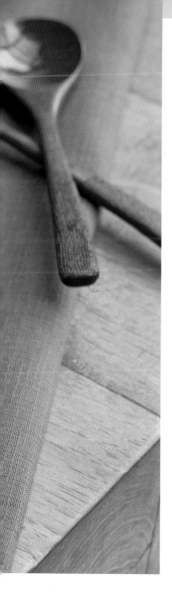

Tips

1. 可加少許鹽巴調味，但不要加太多，以免破壞食物原味的清甜。
2. 五種食材可以盛起當作一道菜餚，湯汁可直接喝，或加點蛋花、海苔和蔥煮成另一道湯品。

自製雞高湯

延伸料理

材料：
雞骨 1 副、蘋果半個、西洋芹 1 根、洋蔥半個、水 1000cc

作法：
1. 蘋果對半切，不去皮也不去籽。
2. 洋蔥切半，西洋芹切段。
3. 將雞骨、蘋果、西洋芹、洋蔥和水放入鍋中加熱。
4. 水開後轉小火煮到湯汁剩 600cc 左右（約 1 小時）。
5. 將湯汁過濾備用。

● 原味的日常平食 ●

　　不需要任何複雜的烹飪技巧，只是簡單的水煮，就能保持食物原汁原味的鮮甜。母親平日最喜歡用蒸煮的方式料理，因為這種方式煮出來的食物，最能吃到天然蘊藏的滋味。母親習慣在早晨運動後回到家，先把早餐的食材分層放進電鍋裡蒸煮，然後再去泡澡放鬆，身體充分休息之後，早餐也已完備。經過運動代謝、泡澡放鬆、休息養神的身體，再吃一頓簡單又豐富的早餐，一整天都非常有精神。

　　食安問題層出不窮，最好的解決方式當然是自己在家料理，了解每一種食材最適合的烹調方式，因有些食物適合煮、有些適合蒸、有些需要油脂來幫助吸收營養，心中清楚，就能讓食材的養分充分發揮最大功用。我喜歡食物原味，品嘗的同時，也在心中想像鄉村田園的風光，深深感謝大自然的賜予。就是這麼簡單的日常平食，也能讓人有健康又美味的幸福感。

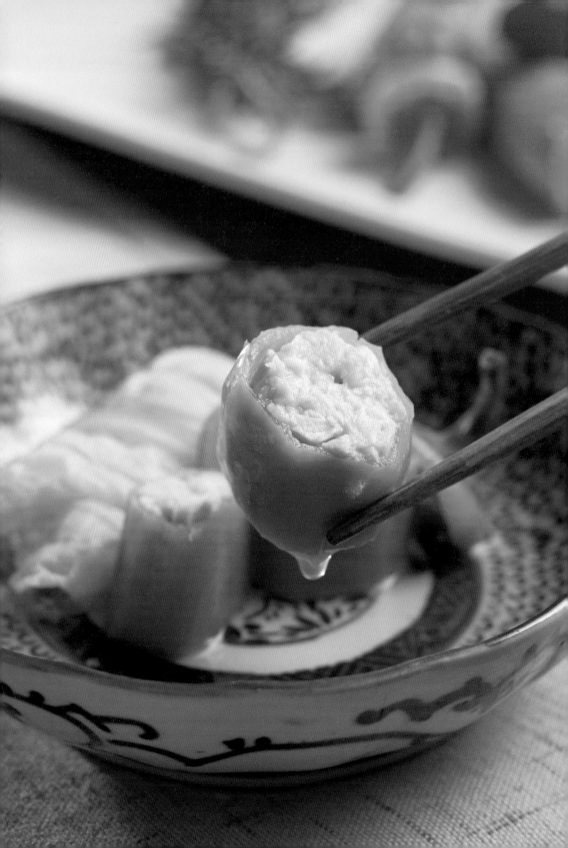

健身糯米椒雞肉鑲

材料：
糯米椒 2 條
雞絞肉 2 大匙
荸薺 1 個
麻油 1 小匙
薑末 1 小匙
鹽少許

作法：
1. 糯米椒洗淨，切開蒂頭（蒂頭勿丟），用筷子輕輕去籽。
2. 荸薺剁碎，和雞絞肉、薑末、麻油、鹽等一起拌勻。
3. 將拌勻的雞絞肉用單支筷子慢慢填入去籽後的糯米椒裡。
4. 填滿雞絞肉後，將切除的蒂頭蓋回，放入蒸盤，以中火蒸約 15 分鐘即可。

Tips

1. 因為糯米椒並不大，善用筷子可以將絞肉填充到尾端，以免蒸煮後尾端塌陷，不但影響口感的一致性，也會不好看。
2. 可以切開食用，也可以整株直接咬，我喜歡直接咬不切開，更能保留裡面食材的鮮美湯汁。

● 好吃又好吸收的雞肉 ●

　　去皮之後的雞絞肉，是熱量低又高蛋白的優質肉品，重點是好消化、營養又容易被人體吸收，對於高齡者、幼兒、產婦都是很好的蛋白質補充品。雞肉所含的脂肪含有大量的亞麻仁油酸，具有預防心臟血管疾病的功效，可以降低體內膽固醇、抑制膽固醇的增加。連皮的雞翅則含有豐富的膠質，可強化筋骨、增加皮膚彈性，再加上肉質細嫩爽口，也有助促進食慾。

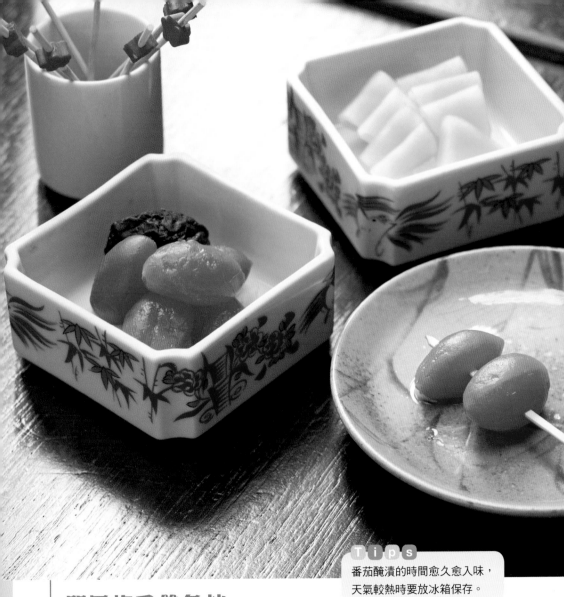

Tips

番茄醃漬的時間愈久愈入味，
天氣較熱時要放冰箱保存。

開胃梅香雙色拌

A 梅香小番茄

材料：

小番茄 400g
乾酸梅 3 顆
烏梅 1 顆
水 400cc

作法：

1. 用熱水將小番茄略燙一下，將皮剝除。
2. 水 400cc 加烏梅煮開後轉小火，煮到香味出來，約 10 分鐘。
3. 煮好的烏海汁裝入可加蓋的乾淨容器，待涼。
4. 梅汁完全冷卻後，放入已去皮的小番茄，加蓋醃至少一晚即可食用。

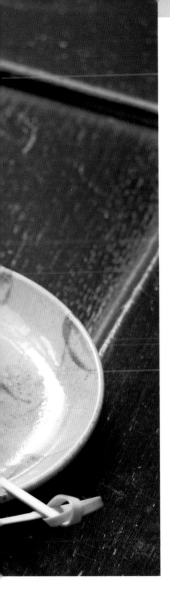

B 味噌白蘿蔔

材料：

白蘿蔔 1/3 條
鹽 1 小匙
味噌 2 大匙

作法：

1. 白蘿蔔切薄片，加鹽拌勻，醃 10 分鐘。
2. 去掉白蘿蔔釋出的水分。
3. 加味噌拌勻，醃約 10 至 30 分鐘即可。

● 梅子與味噌 ●

　　母親莊博士旅日多年，而我也在日本完成學業，日式料理對我而言曾是再熟悉不過的滋味，我特別喜歡用梅子或味噌來拌開胃菜，有一種清爽的口感，讓人胃口大開。

　　梅子可以平衡血液中的酸鹼度，特別是鹼性成分，能促進血液循環。它比任何果實都富含有機酸及礦物質，可幫助調整體內礦物質代謝以及腸壁吸收，具有消除疲勞的作用。味噌也是鹼性食物，且富含大豆異黃酮，可以防癌、排毒，而發酵食品多含活性益菌，非常適合拿來拌菜。如果要煮湯，記得最後再放味噌，不要加熱過久，以免破壞其中的營養素。

　　以梅子或味噌拌菜要注意鹽分問題，因市售產品大部分都含有過高的鹽分，盡量挑選少鹽或無鹽的產品比較好，或者稀釋過後再使用。

Tips

1. 味噌最好選購低鹽或無鹽的產品。
2. 味噌也可以使用芝麻醬、洛神花醬、梅醬、羅勒醬或香椿醬等替代。
3. 牙齒比較不好的人可刨絲，較好入口。

健胃化痰的橘皮

◎ 橘子的洗淨法

材料：

橘子 1 公斤
食鹽 2 大匙
老薑片（不削皮）1/2 碗
水 1200cc

作法：

1. 食鹽、老薑片、水一起放入深鍋中，以大火煮沸後加蓋，再以小火續滾約 10 分鐘，熄火。
2. 待整鍋的水溫降至不燙手後，將橘子放入浸泡 10 分鐘（不必加蓋）。
3. 取出橘子，先用自來水仔細沖洗，再用乾紗布將橘子擦乾放置備食。

◎ 長期乾咳、積痰者

1. 每 10 公斤體重取乾結絡 1g，細冰糖 6g，水 30cc 一起蒸煮約 1 小時後，全部放入熱水瓶。
2. 在一天內分多次飲用，同時吃結絡（不要一次吃完）。

＊此食療方一星期吃一次即可，對去除喉痰有奇效。

Tips

1. 橘子皮可收集切絲，曬乾後放入容器內貯存，以備日後用來泡茶，或做為烹煮菜餚提升風味用。
2. 烹調時如果來不及，也可以用新鮮的橘子皮，依上述方法處理，只要在洗淨後灑少許鹽並用力搓揉，放置 10 分鐘再以冷開水洗淨，就可以切絲或剁細備用入菜了。

◆ 陳皮（橘子皮）與結絡：開胃、消脹氣、化痰 ◆

結絡是橘子皮內的白色絲狀物，是一種果膠纖維，可以抑制血液中膽固醇增加以及血壓上升，更可以預防便秘，而在中醫上則具有袪痰的功效，可用冰糖蜜煮或者用蜂蜜浸泡，有特別的滋味。

陳皮在中醫上相當具有療效，可以健胃、化痰，對腹脹、消化不良、食慾不振也有療效。在橘子的盛產期將橘皮洗淨，再將它乾燥後保存好，平常可拿來作沙拉、煮湯或泡茶，也可以當作醬菜，爽口又開胃。

在橘子盛產時多買一些，充分洗淨後再將橘皮和結絡分開利用、保存，可以為食物添加風味又有助健康。

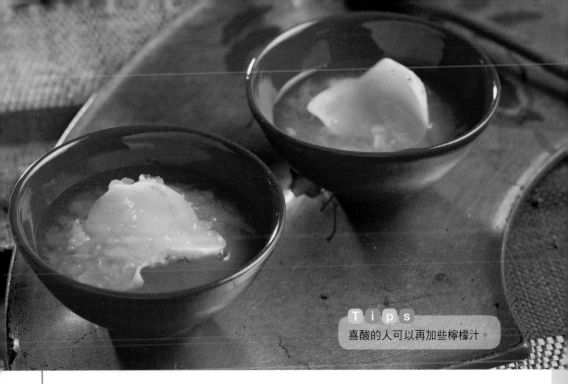

Tips
喜酸的人可以再加些檸檬汁。

養顏海燕窩

材料：

珊瑚草 1 株
白木耳 6 朵
百合 7 片
紅棗 7 顆
水 500cc
冰糖少許

作法：

1. 珊瑚草洗淨去鹽、白木耳洗淨，分開用水浸泡一天或隔夜。
2. 珊瑚草、白木耳切細，紅棗劃 7 刀。
3. 將珊瑚草、白木耳、紅棗、500cc 的水放入鍋中。
4. 以大火煮開後轉小火，煮到珊瑚草完全化開，略帶稠狀。
5. 放入百合煮約 10 分鐘。
6. 依個人喜好，適量加冰糖調味。

● 海燕窩珊瑚草 ●

　　我喜歡將這道「養顏海燕窩」稱做「香妃飲」，珊瑚草是種很神奇的食材，經過加熱會完全化入湯汁中；煮成飲品，口感有如燕窩般滑潤；拿來入菜，則可取代太白粉勾芡；如果不加熱做成涼拌菜，吃起來又像海蜇皮般鮮脆。

　　珊瑚草只能在無污染的海域中存活生長，本身含有豐富的天然植物性膠原蛋白、海中酵素、礦物質及維生素，其中鐵的含量優於豬肝，鈣的含量優於大骨、小魚，膠原蛋白含量更是燕窩的十倍，所以也有人說它是平民燕窩。就珊瑚草的營養成分，說是女性補血、養顏美容的最佳聖品一點也不為過，所以我取「香妃飲」是有道理的。而對需要補充膠原蛋白、微量元素的銀髮族來說，含多種營養，又有天然酵素，可清腸道、排宿便的珊瑚草，就算不當香妃，也一定要嚐鮮。

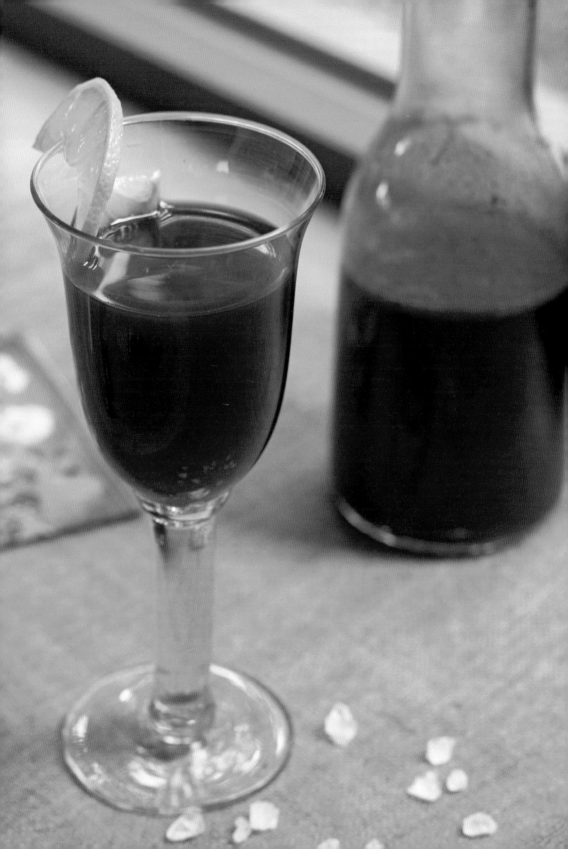

補血冰糖桑椹

材料：

桑椹 1 斤
冰糖 1 碗
新鮮洛神花 2 朵

作法：

1. 新鮮桑椹洗淨、洛神花切片備用。
2. 將桑椹、洛神花、冰糖拌勻加熱。
3. 以小火煮約 1 小時。
4. 待冷卻後放密封罐冰存，隨時取用。

Tips

在桑椹盛產期不妨多煮一些冰糖桑椹放冰箱，可以多元運用。

1. 泡茶喝：2 小匙的冰糖桑椹加 1 杯熱水，攪拌後即成桑椹茶。
2. 當果醬：塗抹麵包或餅乾。
3. 拌優酪乳。
4. 做沙拉醬。

◀ 自製果醬百搭不膩味 ▶

　　洛神花、藍莓、蔓越莓、鳳梨、芒果、橘子等，都可以拿來製成果醬，甚至只要是盛產的當季蔬果，都可依個人喜好試著做成果醬或蔬菜醬，入菜、拌沙拉、塗抹麵包和餅乾、做甜點。自己動手做不僅安全無慮，還可以與朋友交流，換換口味嚐鮮。

　　廚房有時就像是我的實驗室，每一道食材都可以試試看不同的搭配方式，有時靈光一閃，就想看看不同的食材組合，或不同的料理方式，嚐起來會是什麼味道。這已是我多年的習慣，結果常常讓我的餐桌充滿驚喜；也算是我的腦力活動，同時讓用餐充滿樂趣，再邀請三五好友一起分享，生活無處不喜樂，活力十足。老化？還早呢！

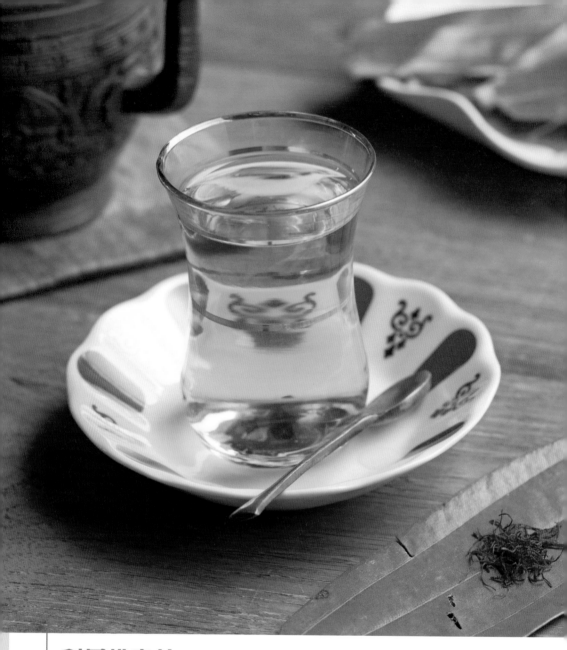

利尿排毒茶

材料：
土肉桂葉 1 片
番紅花 1/2 小匙（1 壺量）

作法：
1. 將土肉桂葉剝成小片，和番紅花一起放入小壺中。
2. 以沸水沖泡，燜約 3 到 5 分鐘，味道更香濃。

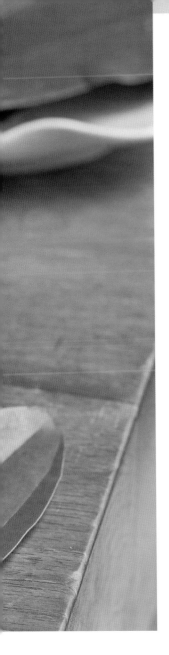

● 先排毒再進補 ●

　　台灣土肉桂葉富有獨特的高含量天然膠質，會分泌優質水溶性膳食纖維，對抗寒及克服憂鬱有很好的效果。土肉桂葉可以直接或曬乾泡茶喝，富含鐵、銅、鋅等微量元素，對於尿酸、痛風具有良好的防治效果，而且土肉桂葉的甜度大約是蔗糖的 50 倍，可作為糖尿病患者最天然的代糖，和雞肉一起燉煮別有風味。番紅花則可為食物增加色澤、香味，讓人食指大動。輕量番紅花可以活血、行血、養血、解毒，幫助動脈收縮、血流加速、衝力變大、脈搏變強，有強心的作用。

　　土肉桂葉搭配番紅花所沖泡的茶飲，可以活絡體內的血液循環，讓體內毒素快速代謝排出。在氣候轉換、容易感冒生病的季節，喝排毒茶飲，之後再以食物溫補，能讓效果更好，營養更能吸收。

Tips

這道茶飲中的土肉桂葉、番紅花皆有促進血液循環，幫助活血功效，高齡者或一般人飲用無妨，但是孕婦以及坐月子期間的產婦，或生理期血量多的人不適合飲用。

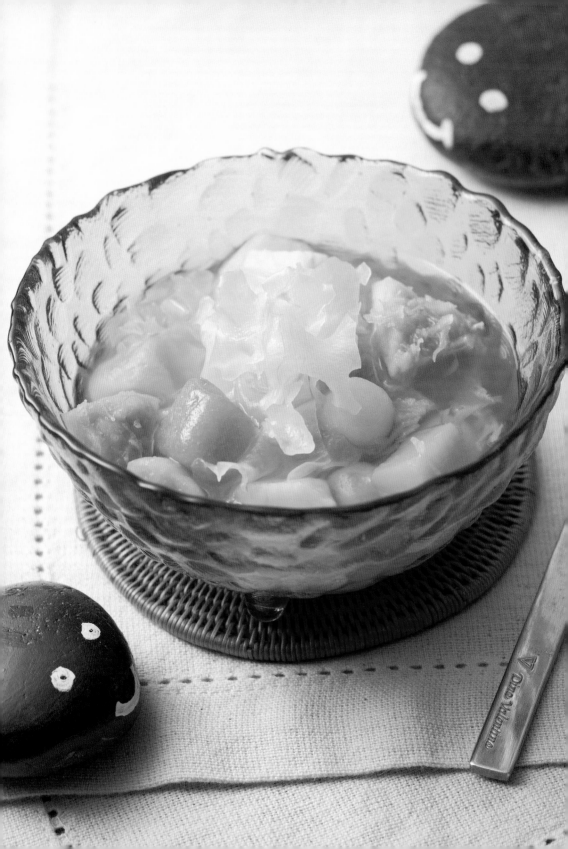

五行甜湯

材料：
地瓜 1/2 碗
芋頭 1/2 碗
白木耳 1/2 碗
蓮子 1 大匙
小湯圓 1 大匙
地瓜圓 1 大匙
紅糖 1/2 碗
黑糖 1/2 碗
水 2 大碗（約 500cc）

作法：
1. 地瓜、芋頭切小塊，白木耳先泡軟備用。
2. 地瓜、芋頭、蓮子、白木耳加水煮開，轉小火煮約 20 鐘。
3. 放入紅糖、黑糖煮開，後加小湯圓及地瓜圓。
4. 煮到湯圓及地瓜圓浮起即可（約 5 分鐘）。

● 食在安心放輕鬆 ●

　　因為食安問題，大家對外面的食材真的是又愛又怕，怕的是黑心食品，但是有時又捨不得外面的美食，因為不是人人都有厲害的廚藝。我偶爾也會使用外面的食材來料理，很多時候是為了方便，有時則是一時想吃，就直接買回家了。其實，相較於那些黑心商人，台灣很多食物還是值得信賴的，只要在挑選時多注意一下成分，盡量選擇健康食材，其餘根本不用太小心翼翼，有時為了解饞也吃不多，若是平時就重視養生的人，影響更是不大。

　　外在的環境我們無法也無奈，只能從自己做起，堅持運動、堅持正確的生活方式、保持正向的態度，身體自然能為自己做好防衛。心情放鬆，健康自然輕鬆可得。

Tips
喜歡喝湯的人可以多加點水，不喜歡太甜的人，可以減少糖量，或是加無糖豆漿、鮮奶等降低甜度。

我會幫母親安排的三餐（範例）

早餐

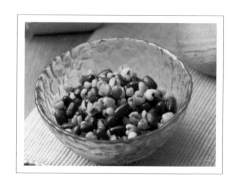

消腫美白紅豆薏仁飯

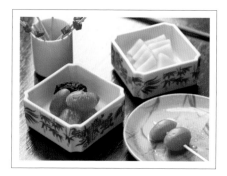

開胃梅香雙色拌

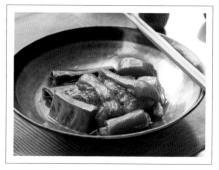

強化筋骨爌肉飯

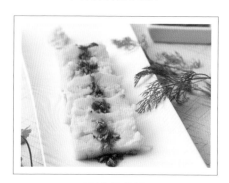

提神蘿蔔糕

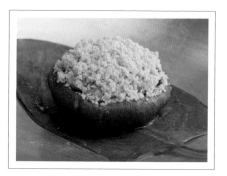

不老養生香菇鑲

午餐

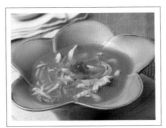

膠原三鮮羹

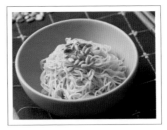

暖胃苦茶油麵線

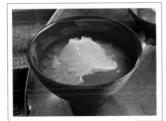

養顏海燕窩

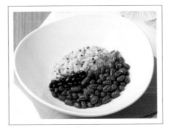

三色豆

晚餐

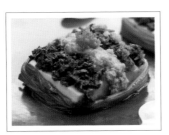

活力酵素梅菜豆腐

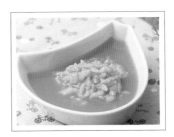

暖身抗氧化粥

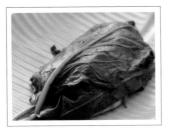

燙地瓜葉

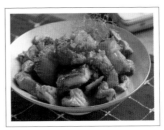

高鈣健腦悶魚頭

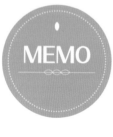

好書推薦★★★

莊靜芬醫師最新力作

跟古代名醫做料理，吃出好健康：
根據病症，以古代內科權威張仲景《傷寒論》的藥方，調配出的 50 道獨家料理

- 兩千年的中醫實證，50 帖《傷寒論》藥方＋50 道獨家調配料理。
- 病前預防、病後調養，兼具健康美味雙重效用！

　　打破艱深難懂的刻板印象，建立「健康從嘴巴開始」、「廚房代替藥房」的樂觀保健概念，是一本家庭必備的內科藥方和食方聖典。善用藥食同源的觀念，以簡單美味的料理充分運用到內科日常疾病上。

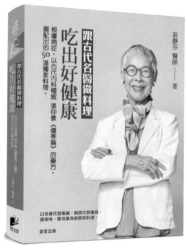

莊靜芬 醫師 著／定價 699 元

更年期修復：
找回年輕無負擔的生活秘訣

- 亞馬遜超過 1,000 則且近五顆星的評分！
- 敏迪博士 YOUTUBE 有近百萬訂閱者，數以千計女性因她改變健康！
- 杜丞蕓醫師、高敏敏營養師、曾心怡（花花老師）、鄧雯心副院長專業推薦。

　　你的身體不是你的敵人，它比想像中的更強大。建立一個專屬於自己的工具箱，包含間歇性斷食、生酮飲食、透過飲食來補充荷爾蒙、排毒去除有毒物質。

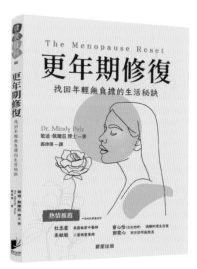

敏迪‧佩爾茲 著、郭珍琪 譯／
定價 390 元

我的芹菜汁生活：
喝出沒有慢性病的體質

- 作者是 Youtube 芹菜汁身心健康管理頻道創立者。
- 西方飲食療癒法 + 東方實作體驗，講求在地實踐。
- 解析常見疑問，附有 QRCODE 觀看影片更詳細！

　　作者 1500 天的親身體驗紀錄，如何透過芹菜汁飲食及調適生活型態，成功治癒自青少年時期開始，困擾身心的各種疾病與不適症狀。

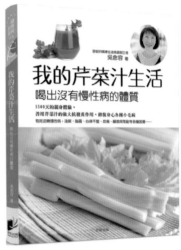

吳念容 著／定價 420 元

增肌減脂：
4+2R 代謝飲食法

- 百位女醫親身實證，輕鬆月瘦 11% 體脂率！
- 臨床證實 7 歲到 82 歲都適用。
- 吳至行醫師和楊宜青醫師專業肯定推薦

　　任何人都可以立刻開始的增肌減脂、腸瘦／長壽飲食法。不爆汗、不挨餓、不困難、無痛苦，零副作用、超滿足的超效減脂法。

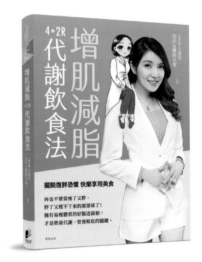

王姿允醫師、急診女醫師其實．著／定價 450 元

國家圖書館出版品預行編目資料

50歲,怎樣生活最健康 [增訂版]／莊靜芬著.——二版.——臺中市：晨星出版有限公司，2024.03
面；公分.——（健康與飲食；94）

ISBN 978-626-320-785-1（平裝）

1.CST：養生 2.CST：健康法

411.1   113001417

健康與飲食 94

50歲，怎樣生活最健康【增訂版】

作者	莊靜芬醫師
主編	莊雅琦
策畫	戴月芳博士
執行編輯	張雅棋
校對	戴月芳博士、莊雅琦、張雅棋
網路編輯	黃嘉儀
封面設計	許芷婷、張雅棋
美術編排	林姿秀

可至線上填回函！

創辦人	陳銘民
發行所	晨星出版有限公司
	407台中市西屯區工業30路1號1樓
	TEL：04-23595820　FAX：04-23550581
	E-mail：service-taipei@morningstar.com.tw
	http://star.morningstar.com.tw
	行政院新聞局版台業字第2500號
法律顧問	陳思成律師
初版	西元2015年09月15日
二版	西元2024年03月01日

讀者服務專線	TEL：02-23672044／04-23595819#212
讀者傳真專線	FAX：02-23635741／04-23595493
讀者專用信箱	service@morningstar.com.tw
網路書店	http://www.morningstar.com.tw
郵政劃撥	15060393（知己圖書股份有限公司）
印刷	上好印刷股份有限公司

定價 390 元
ISBN　978-626-320-785-1

（缺頁或破損的書，請寄回更換）
版權所有，翻印必究